PT・OT・STのための
リハビリテーション栄養
基礎からリハ栄養ケアプロセスまで 第3版

若林秀隆 著

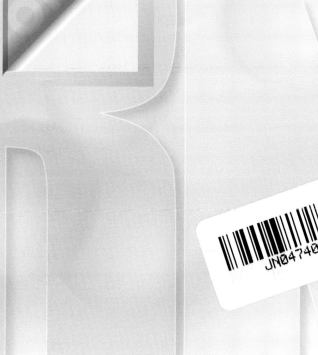

医歯薬出版株式会社

This book was originally published in Japanese
under the title of :

PT·OT·ST-NOTAMENO RIHABIRITESHON EIYO
—KISO-KARA RIHA EIYO KEA PUROSESU-MADE
(Rehabilitation Nutrition for PT, OT, and ST
—From Basics to Rehabilitation Nutrition Care Process)

WAKABAYASHI, Hidetaka
 Professor, Department of Rehabilitation Medicine
 Tokyo Women's Medical University Hospital

© 2010 1st ed.
© 2020 3rd ed.

ISHIYAKU PUBLISHERS, INC.
 7-10, Honkomagome 1 chome, Bunkyo-ku,
 Tokyo 113-8612, Japan

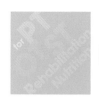

第3版の序文

　10年前に「PT・OT・STのためのリハビリテーション栄養」を，5年前にその第2版を医歯薬出版株式会社から出版させていただきました．5年前の時点で，リハビリテーション栄養という言葉や考え方，コンセプトは，リハビリテーションと栄養にかかわる医療者に浸透していました．一方，臨床での具体的なリハビリテーション栄養の実践や診療報酬での評価，診療ガイドライン作成を含めた臨床研究は不十分でした．しかし，この5年間で，リハビリテーション栄養の実践，診療報酬，臨床研究に改善を認めました．5年間の変化を反映する必要があると考えて今回，第3版を出版させていただくことになりました．

　主な変更点は，第2章と第3章です．質の高いリハビリテーション栄養を実践するためのマネジメントサイクルとして，リハビリテーション栄養ケアプロセスを開発し，第2章で詳しく解説しています．リハビリテーション栄養ケアプロセスは臨床でまだあまり取り入れられていませんが，質の高い臨床実践に極めて有用なツールです．従来の栄養ケアマネジメントやリハビリテーション栄養ケアマネジメントから卒業して，リハビリテーション栄養ケアプロセスを活用して成果を出してもらいたいと思います．

　第3章は，「サルコペニアと摂食嚥下障害 4学会合同ポジションペーパー」と，「リハビリテーション栄養診療ガイドライン2018年版」をベースとしました．4学会合同ポジションペーパーの作成には，日本摂食嚥下リハビリテーション学会，日本サルコペニア・フレイル学会，日本嚥下医学会とともに日本リハビリテーション栄養学会も関与しました．サルコペニアの摂食嚥下障害という学術領域と臨床実践の発展に，日本リハビリテーション栄養学会も貢献できました．リハビリテーション栄養診療ガイドラインは，日本リハビリテーション栄養学会が作成して2018年に第1版を公開しました．次回は2023年に第2版を公開予定です．少ないながらもリハビリテーション栄養のエビデンスが存在することは確かですので，臨床で活用していただきたいと思います．

　2017年に日本リハビリテーション栄養研究会を発展させる形で，一般社団法人日本リハビリテーション栄養学会を設立しました（https：//sites.google.com/site/jsrhnt/home）．年に2回，充実した内容の学会誌を発行しています．現在の有料会員は約800人，2019年に福岡で開催した第9回学術集会の参加者は約1,240人と，発展を続けています．2020年には新型コロナウイルス感染の影響を考慮して，会員向けにリハビリテーション栄養オンラインサロンを開始しました．リハビリテーション栄養の臨床，研究，教育をさらに発展させるためには，より多くの会員が必要です．本書を手にとられた方はぜひ日本リハビリテーション栄養学会に入会して，リハビリテーション栄養のさらなる発展に貢献してください．

　最後に医歯薬出版株式会社の小口真司さんには，第3版の出版というご提案をいただき，今回も大変お世話になりました．心よりお礼申し上げます．

2020年9月

若林秀隆

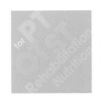

第2版の序文

　5年前に『PT・OT・STのためのリハビリテーション栄養』を医歯薬出版株式会社から出版させていただきました．その当時，リハビリテーションと栄養のつながりは，嚥下調整食を除くとごくわずかしかありませんでした．リハビリテーションの学会に行くと栄養の発表はほぼ皆無，栄養の学会に行くとリハビリテーションの発表はほぼ皆無という状況でした．ほとんどの医療人がリハビリテーションと栄養を完全に分けていました．そこでリハビリテーションにおける栄養の大切さを伝えたいという思いで，『PT・OT・STのためのリハビリテーション栄養』を執筆しました．結果として多くの反響をいただき今回，第2版を出版させていただくことになりました．

　主な変更点は，本文とコラムにリハビリテーション栄養の最新情報を含めたことと，4章構成であったものを3章構成にしたことです．地域連携は，地域一体型NSTからリハビリテーション栄養サマリーの紹介にしました．サルコペニアの定義が変わり，サルコペニアの摂食嚥下障害というコンセプトができました．

　現在ではリハビリテーション栄養という言葉と考え方が，リハビリテーションと栄養にかかわる医療人にかなり浸透しました．リハビリテーションの学会に行くと栄養の発表が増え，栄養の学会に行くとリハビリテーションの発表が増えました．リハビリテーション栄養に関する書籍は約10冊になりました．2011年に設立した日本リハビリテーション栄養研究会（https://sites.google.com/site/rehabnutrition/）の会員数は，4,000人を超えました．リハビリテーションと栄養を同時に考えることの必要性が，認識されつつあります．

　今後，リハビリテーション栄養をさらに発展させるためには，実践と研究の両立が必要です．リハビリテーション栄養というコンセプトは浸透しました．しかし，リハビリテーション栄養の実践の浸透は不十分です．回復期リハビリテーション病院や高度急性期病院だけでなく，地域包括ケア病棟，介護老人保健施設など高齢者・障害者施設，在宅での実践の普及が，次の5年の重要課題です．

　リハビリテーション栄養のガイドライン作成も，次の5年の重要課題です．ガイドラインを作成するには，リハビリテーション栄養の研究を多くの医療人が行い，エビデンスを構築することが必要です．そのため日本リハビリテーション栄養研究会では，臨床研究を学習する機会としてリハビリテーション栄養研究デザイン学習会を企画しています．会員限定企画ですので，興味のある方はぜひ日本リハビリテーション栄養研究会にご入会ください．

　リハビリテーション栄養に関する原点の書籍が，『PT・OT・STのためのリハビリテーション栄養』です．私の人生を変えた書籍といっても過言ではありません．なぜリハビリテーション栄養が大切かを，より多くの医療人に知っていただく第2版になれば幸いです．

　最後に医歯薬出版株式会社の小口真司さんには，第2版の出版というご提案をいただき，今回も大変お世話になりました．心よりお礼申し上げます．

2015年4月
若林秀隆

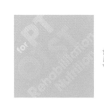

第1版の序文

　以前の私は，PT・OT・STを行っている患者さんの栄養状態は良好で，臨床栄養管理は適切だと思い込んでいました．機能評価と予後予測の際にも，栄養のことは全く考えていませんでした．しかし，不適切な臨床栄養管理などのために餓死した患者さんを何人もみてきました．餓死寸前の患者さんに必要なものは，訓練ではなく栄養です．この経験からリハビリテーション（以下リハ）科医師とPT・OT・STは，栄養状態を含めて全人的に評価して，それに見合った訓練を実施しなければいけないと痛感しました．

　私は前医で栄養サポートチーム（NST）を立ち上げました．NSTで回診する患者さんの多くはすでにPT・OT・STを行っていて，リハとNSTが協働して初めて，ADLやQOLが改善する患者さんを経験しました．自分が考えていた予後予測以上に改善していく患者さんをみて，栄養ケアなくしてリハなし，リハなくして栄養ケアなしと確信しています．

　現在，NSTのメンバーにPT・OT・STがいることは少ないです．経口摂取にかかわる摂食・嚥下リハを除くと，リハとNSTの連携が良好ともいえません．低栄養状態で不適切な臨床栄養管理が行われている患者さんに，安易にレジスタンストレーニングを行うPT・OT・STがいます．そんな状況に思い悩んでいたときに，PT・OT・ST向けの栄養の本がないのでつくってくださいとSTに頼まれました．そこで医歯薬出版に相談したところ，制作していただけることになりました．

　栄養ケアプランの立案は比較的難しいですが，栄養状態の基本的な評価は難しくありません．PT・OT・STなら誰でも習得できます．栄養評価を自分で行えるようになると，栄養障害の患者さんの多さを実感できます．栄養状態によって訓練内容を変更する必要があるため，栄養状態はバイタルサインの1つです．より多くのPT・OT・STが栄養状態を評価できるようになり，NSTに参画して成果を出してほしいと思います．本書がその一助になれば幸いです．

　本書の主な対象はPT・OT・STですが，管理栄養士，薬剤師，看護師，臨床検査技師などリハ関連職種以外の方々は，リハ栄養の基本を学習できます．臨床栄養管理の目標の1つは，蛋白異化を少なくして蛋白同化を促すことです．筋蛋白の増加には，レジスタンストレーニングの併用が必要です．体重が増えても筋肉ではなく脂肪が増えてしまっては，ADLやQOLはあまり改善しません．NSTとリハの適切な連携で，ADLやQOLがより向上することを理解していただければ幸いです．

　振り返ってみるとNSTを通じて多くの医療人と患者さんに出会い，多くのことを学ばせていただきました．皆様との出会いがなければ，私は今でも栄養を知らずに不適切な訓練を処方するリハ科医師だったはずです．本当にありがとうございました．今後もともに学び成長したいと考えています．

　最後に医歯薬出版株式会社の担当の方には，執筆や編集で大変お世話になりました．心よりお礼申し上げます．

2010年1月
若林秀隆

Chapter — 1

リハビリテーションと栄養

Rehabilitation

リハビリテーションと栄養

内容のポイント — PO!NT

▶ リハを行っている患者の多くが低栄養状態である.

▶ 栄養障害の患者に機能改善目的で高負荷訓練を行うと逆効果になることがある.

▶ すべてのPT・OT・STに基本的な栄養，リハ栄養の知識が必要である.

▶ リハ栄養とは，生活機能やQOLを最大限高めるリハからみた栄養管理や，栄養からみたリハである.

▶ リハに適切な栄養管理を並行することで，訓練効果がより高まる.

なぜリハビリテーションに栄養が必要か

　理学療法士（PT）・作業療法士（OT）・言語聴覚士（ST）が機能訓練を行う際，患者の栄養状態は良好で適切な栄養管理が行われていると想定していることが多い．たとえば若年の運動器疾患の患者では，機能訓練に支障がない栄養状態のことが多い．栄養状態を意識しなくても，十分な訓練効果を期待できる.

　しかし実際には，超高齢社会や疾患，医療者の臨床栄養に関する知識不足などの影響で，リハビリテーション（以下リハ）を行っている患者の多くが低栄養状態である．**図1**はある急性期病院の1カ月間すべての血清アルブミン値をグラフにしたものである．74.7%の検体でアルブミンが3.5 g/dL以下であった．血清アルブミン値が低い＝低栄養ではないが，多くの入院患者が低栄養状態にあることが推測される．施設別に低栄養の高齢者の割合を簡易栄養状態評価表（mini nutritional assessment；MNA®）で調査した研究では，病院よりリハ施設のほうが低栄養の割合が高かった（病院38.7%，リハ施設50.5%）[1]．また，リハ施設では低栄養のおそれありが41.2%で，栄養状態良好はわずか8.5%であった[1]．2016年のメタ解析では，病院の22%，長期ケア施設の28.7%，リハ・亜急性期施設の29.4%にMNA®で低栄養を認めた[2].

　その結果，筋力やADLの改善を目標としたリハ依頼箋が処方されても，栄養障害のために改善を期待できない患者もいる（**表1**）．重度の栄養障害の患者にレジスタンストレーニングを行うと，かえって筋力が低下する可能性がある．栄養状態に大きな問題がない患者にしか，高負荷のレジスタンストレーニングの効果は出ないはずである．しかし現状では，医師やPT・OT・STが栄養障害に気づかずに高負荷のレジスタンストレーニングを行っていることがある．これでは筋肉量を低下させるために機能訓練を行っているようなものである.

　医師やPT・OT・STが単に廃用症候群と判断している患者が，廃用症候群より低栄養の影

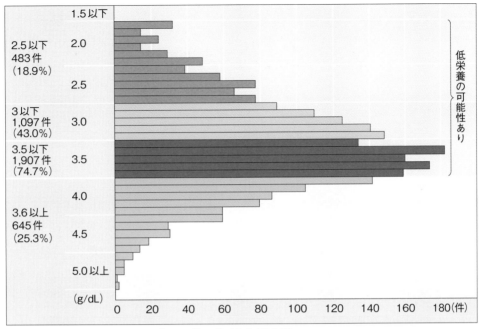

図1　急性期病院の1カ月間の血清アルブミン値（全2,552件）
ある急性期病院の1カ月間すべての血清アルブミン値をグラフにしたものである．74.7％の検体で血清アルブミン値が3.5g/dL以下であり，多くの入院患者に低栄養の可能性が推測される．

表1　栄養状態と機能訓練の効果

	栄養状態良好	重度栄養障害
機能維持目的の訓練	機能維持〜改善	機能維持〜悪化
機能改善目的の訓練	機能改善	機能悪化

響が大きいこともある．低栄養の影響が大きいのに廃用改善を目指した高負荷の機能訓練を行うと，効果が出ないだけでなくかえって筋肉量が低下する可能性がある．ベッド上臥床のるいそう患者を，単なる廃用症候群と判断していないだろうか．廃用症候群にはFIM（Functional Independence Measure）115点以下，Barthel Index（BI）85点以下の状態以外に，明確な診断基準がないため，医師やPT・OT・STの間で判断が異なる可能性はある．一方，るいそうや栄養障害には，BMI18.5未満やGLIM（Global Leadership Initiative on Malnutrition）基準など一定の診断基準があるので，正しく評価すれば判断が異なる可能性は少ない．

リハビリテーション栄養の新しい定義

　リハ栄養の新しい定義を，2017年に作成した．リハ栄養とは，ICF（International Classification of Functioning, Disability and Health，国際生活機能分類）による全人的評価と栄養障害・サルコペニア・栄養素摂取の過不足の有無と原因の評価，診断，ゴール設定を行ったうえで，障害者やフレイル高齢者の栄養状態・サルコペニア・栄養素摂取・フレイルを改善し，機能・活動・参加，QOLを最大限高める「リハからみた栄養管理」や「栄養から

みた リハ」である[3]．障害者だけでなくフレイル高齢者を対象にしたこと，リハ栄養診断，リハ栄養ゴール設定といったステップを追加したこと，「リハからみた栄養管理」と「栄養からみたリハ」のいずれかを行っていればリハ栄養を実施しているといえるようにしたことが修正点である．

　本書の初版を出版した2010年時点では，リハ栄養のエビデンスは乏しかった．その後，徐々にリハ栄養の論文が増加して，2018年に「リハビリテーション栄養診療ガイドライン2018年版」が公開された[5-9]．脳血管疾患，大腿骨近位部骨折，急性疾患でリハを行っている場合には，通常の栄養管理だけでなく，強化型栄養療法を行うことが推奨された．また，2020年の診療報酬改定では，回復期リハ病棟入院料1で常勤の専任管理栄養士の配置が必須とされ，入院料2〜6でも配置が努力義務とされた．リハ実施計画書に栄養補給方法，嚥下調整食の必要性，栄養状態の評価など栄養の項目が追加された．つまり，リハを行ううえで栄養が欠かせないことが明らかになってきた．すべてのPT・OT・STは基本的な栄養，リハ栄養の知識を習得して，患者の栄養状態に見合った訓練プログラムを立案，実施できることが望ましい．

訓練効果を高める栄養

　表2のような患者のリハオーダーが出た場合を考えてみる．これらの患者には，PT・OT・STによる機能訓練だけで，十分なリハの成果を出すことは難しい．患者A，Eは重度のるいそうであり，機能訓練より栄養改善が優先される．急性期病院にはこのような患者が少なくない．しかし，臨床栄養を理解していない医師からは，筋力，ADLをアップさせたいからどんどん訓練を行うようにというリハオーダーが出る．

　患者B，Dは重度の肥満であり，機能訓練と並行して減量を進めないと，杖と装具歩行（患者B）や車椅子（患者D）ベースでのADL自立は困難と考える．重度肥満患者の減量の必要性に関しては，医師も理解していることが多い．減量のための運動療法としてのリハも求められる．

　患者Cは肥満傾向であるが，アルブミンやヘモグロビンの低下が著明であり，侵襲後の低栄養とサルコペニア肥満が疑われる．そのため，栄養改善と並行して十分な機能訓練を行わないと機能改善は困難である．肥満だからやせればよい，たくさん運動すればよいというほ

表2　栄養障害を認める患者のリハオーダー例

患者	年	性	疾患	経過	身長	体重	BMI	Alb	Hb
A	71	男	COPD急性増悪	2週間前に入院	160cm	33kg	12.9	3.4g/dL	12g/dL
B	52	女	右被殻出血 左片麻痺	発症後2週間	155cm	100kg	41.6	4.2g/dL	13g/dL
C	67	男	イレウス術後 廃用症候群	3週間前に入院	164cm	68kg	25.3	1.5g/dL	6.8g/dL
D	43	女	頸髄損傷 四肢麻痺	発症後3週間	158cm	120kg	48.1	3.7g/dL	14g/dL
E	87	女	誤嚥性肺炎	1週間前に入院	156cm	27kg	11.1	1.4g/dL	7.3g/dL

表3　表2の患者の予測される経過例

患者	適切な臨床栄養管理を並行した場合	適切な臨床栄養管理を並行しなかった場合
A	2カ月後に歩行ベースでADL自立	7日後に餓死
B	8カ月後に歩行ベースでADL自立	8カ月後に車椅子ベースADLで一部自立
C	1カ月半後に歩行ベースでADL自立	3カ月後に車椅子ベースADLで一部自立
D	6カ月後に車椅子ベースでADL自立	6カ月後にベッド上ADLで一部自立
E	2カ月後に伝い歩きベースでADL一部自立	2日後に餓死

ど単純ではない．サルコペニア肥満は体格の割に筋肉量が少ないため，リハの効果が出にくい患者もいる．

　機能訓練を適切な栄養管理と並行した場合，しなかった場合に予測される経過を**表3**に示す．患者A，Eは餓死寸前であり，重度の栄養障害と不適切な栄養管理の結果，餓死することがある．ただし，臨床栄養の知識がないために急変して死亡したとしか判断できず，餓死したことを理解できない医療者もいる．餓死寸前の患者に必要なのは，リハではなくRefeeding症候群の予防，治療にも配慮した適切な栄養管理である．

　肥満患者は，筋肉ではなく脂肪で減量できれば，より高いリハゴールを達成できることがある．そのためには，単に食事の量を少なくするのではなく，エネルギーを少なくしつつもたんぱく質は減らさないようにする．体重減少だけで安心してはいけない．体重減少の結果，ADLがより改善すれば適切な栄養管理である．一方，ADLが悪化するようであれば筋肉量の減少を伴っている可能性が高いため，適切な栄養管理とはいえない．

　栄養障害を認める場合，適切な栄養管理を併用するかどうかで生命予後や機能予後が異なる．栄養状態には終末期でない限り障害固定という概念はなく，全身状態が改善すれば適切な栄養管理で栄養状態を改善できることが多い．それに伴い，PT・OT・STの訓練効果も変わる．一方，重度の栄養障害で適切な栄養管理が行われていない場合には，高負荷の機能訓練は禁忌である．低負荷で廃用予防，機能維持を目指した機能訓練を実施する．

文献

1) Kaiser MJ et al：Frequency of malnutrition in older adults：a multinational perspective using the Mini Nutritional Assessment. *J Am Geriatr Soc* **58**：1734-1738, 2010.
2) Cereda E et al：Nutritional status in older persons according to healthcare setting：A systematic review and meta-analysis of prevalence data using MNA®. *Clin Nutr* **35**：1282-1290, 2016.
3) Nagano A et al：Rehabilitation Nutrition for Iatrogenic Sarcopenia and Sarcopenic Dysphagia. *J Nutr Health Aging* **23**：256-265, 2019.
4) 田中 舞・他：脳血管疾患患者におけるリハビリテーション栄養診療ガイドライン．リハ栄養 **2**：260-267，2018.
5) 藤原 大・他：大腿骨近位部骨折患者におけるリハビリテーション栄養診療ガイドライン．リハ栄養 **2**：268-275，2018.
6) 東敬一朗・他：成人がん患者におけるリハビリテーション栄養診療ガイドライン．リハ栄養 **2**：276-283，2018.
7) 西岡心大・他：急性疾患患者におけるリハビリテーション栄養診療ガイドライン．リハ栄養 **2**：284-290，2018.
8) 日本リハビリテーション栄養学会ホームページ：https://sites.google.com/site/jsrhnt/gaidorain

COLUMN 日本リハビリテーション栄養学会と臨床研究

2011年にリハ栄養を多職種で，考え，学び，実践していく研究会として日本リハビリテーション栄養研究会を設立した．その後，2017年に日本リハビリテーション栄養学会と学会化，一般社団法人化した（https://sites.google.com/site/jsrhnt/home）．年1回の学術集会のほか，リハ栄養フォーラム，リハ栄養研究デザイン学習会などを開催している．2014年にリハ栄養研究デザイン学習会を開始してから，リハ栄養に関する英語論文の出版が増加している．2017年から年2回，学会雑誌を出版している．2018年に「リハビリテーション栄養診療ガイドライン2018年版」を出版した．2019年の第9回学術集会には，1,200人以上が参加した．この10年で，リハ栄養は一つの学術領域，臨床領域として確立したといえる．しかし，学術領域，臨床領域としての歴史は浅く，今後の発展が重要である．発展には，さらなるリハ栄養研究のエビデンス蓄積が欠かせない．リハ栄養の実践や研究に関心のある方は，ぜひ日本リハビリテーション栄養学会に入会してほしい．

COLUMN リハビリテーション栄養を海外に

リハ栄養の概念は日本で考えたものであるため，リハ栄養を日本から海外に普及させることが重要である．リハ栄養は輸出産業といえる．2014年に障害を伴うサルコペニアに対するリハ栄養のレビュー論文が，J Cachexia Sarcopenia Muscleに掲載された[1]．リハ栄養の考え方を明記した最初の英語論文であり，2020年までにGoogle Scholarで220回以上，引用されている．

2019年に医原性サルコペニアとサルコペニアの摂食嚥下障害に対するリハ栄養のレビュー論文が，J Nutr Health Agingに掲載された[2]．2019年には，海外でリハ栄養に関する学会発表と講演を，若林が合計19回行った．また，国際リハビリテーション栄養学会（International Association of Rehabilitation Nutrition；IARN）を立ち上げた．2020年には，台湾で中国語（繁体字）のリハ栄養書籍が出版された．日本以外の国からリハ栄養の論文が発表されることはまだ少ないが，日本から海外へのリハ栄養発信が増えていることは確かである．今後，リハ栄養の新しいコンセプトやエビデンスが，海外から日本に輸入される時代が来ることを期待している．

1) Wakabayashi H et al : Rehabilitation nutrition for sarcopenia with disability : a combination of both rehabilitation and nutrition care management. *J Cachexia Sarcopenia Muscle* **5** : 269-277, 2014.
2) Nagano A et al : Rehabilitation Nutrition for Iatrogenic Sarcopenia and Sarcopenic Dysphagia. *J Nutr Health Aging* **23** : 256-265, 2019.

低栄養時の代謝

内容のポイント

▶ 代謝には同化（合成）と異化（分解）がある.

▶ 低栄養の原因は，飢餓，侵襲，悪液質に分類される.

▶ 飢餓で除脂肪体重の30%を失うと窒素死，餓死となる.

▶ 飢餓のときに窒素死や餓死につながる高負荷の訓練を行ってはいけない.

▶ 侵襲時は侵襲前の栄養状態が悪いほど，機能予後や生命予後が不良である.

同化と異化

　代謝には，栄養素の同化（合成）と異化（分解）がある．同化とは，生体内でエネルギーを用いて，糖質，脂質，たんぱく質，核酸などを合成することであり，細胞の成長やすべての組織，臓器の維持に必要な過程である．同化がなければ筋肉などあらゆる生体構成成分を合成できず，生命として成立しない．

　一方，異化とは，糖質，脂質，たんぱく質などを分解して，エネルギーを得る過程である．食事からエネルギーを得る過程も，生体構成成分を壊してエネルギーを得る過程も異化である．人間では同化と異化は関連してバランスを取っている．完全にバランスがとれた状態であれば，体重の変化はない．同化のほうが多ければ体重は増加し，異化のほうが多ければ体重は減少する．

　食物の代謝の過程を**図1**に示す．消化吸収された栄養素は，同化（貯蔵，生体構成成分）もしくは異化（エネルギー産生）される．どの程度，同化，異化されるかは，食事の摂取量や栄養状態によって異なる．貯蔵された脂肪，グリコーゲンや生体構成成分は，飢餓や侵襲のときに異化される（**表1**）.

　クエン酸回路（TCA回路，クレブス回路）（**図2**）は，糖質，脂質，たんぱく質の異化の最

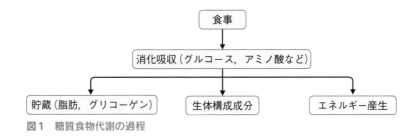

図1　糖質食物代謝の過程

表1　同化と異化の例

同化（合成）	異化（分解）
グルコース → グリコーゲン	グリコーゲン → グルコース → 解糖 → クエン酸回路
アミノ酸 → たんぱく質	たんぱく質 → アミノ酸 → クエン酸回路
脂肪酸 → 中性脂肪	中性脂肪 → 脂肪酸 → クエン酸回路

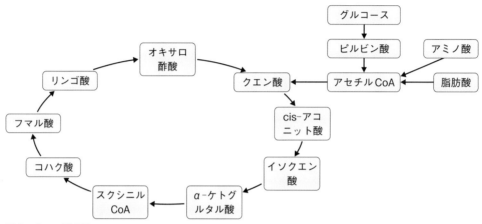

図2　クエン酸回路
グルコース，脂肪酸，アミノ酸はすべてアセチルCoAに代謝される．クエン酸回路は，アセチルCoAとオキサロ酢酸と水からクエン酸を生じることから始まる．その後，回路で酸化される過程でATPを生成し，最終的にオキサロ酢酸となる．このオキサロ酢酸とアセチルCoAで次のクエン酸回路が始まる．

終的な共通経路である．また，糖新生，脂質合成，アミノ酸の相互変換といった同化でも重要な役割を果たしている．

　運動をしないで生体内に貯蔵できるのは，脂肪とグリコーゲンだけである．つまり，たんぱく質を含めて栄養を過剰に摂取しても，運動をしなければ筋肉量は増えない．過剰な栄養の多くは，脂肪として体内に蓄積される．

　レジスタンストレーニングの目的の一つは，筋肉量の増加，たんぱく質の同化である．しかし，同化には筋肉の原材料であるアミノ酸だけでなく，エネルギーが必要である．飢餓のときは，原材料のアミノ酸やエネルギーが不足している．つまり，飢餓のときに高負荷のレジスタンストレーニングを行っても，アミノ酸やエネルギーを得るために筋肉のたんぱく質をさらに分解するため，筋肉量はかえって減少することになる．

5大栄養素の基本

　5大栄養素は糖質，脂質，たんぱく質，ビタミン，ミネラルである．これらの主な機能を**表2**に示す．主なエネルギー源は糖質と脂質，主な生体の構成材料は，たんぱく質とミネラルである．

1）糖質

　$Cm(H_2O)n$の3元素で表すことができる．糖質1gは4kcalである．主な種類を**表3**に示

表2　5大栄養素の主な機能

栄養素	機能
糖質	エネルギー源，生体の構成材料（細胞膜，糖鎖など）
脂質	エネルギー源，生体の構成材料（細胞膜など）
たんぱく質	生体の構成材料（筋肉，アルブミンなど），酵素，エネルギー源
ビタミン	生体反応の調整成分
ミネラル	生体反応の調整成分，生体の構成材料（骨，ヘモグロビンなど）

表3　主な糖質の種類

単糖類：グルコース，フルクトースなど
二糖類：マルトース（グルコース＋グルコース），スクロース（グルコース＋フルクトース）など
多糖類：グリコーゲン，デンプン，デキストリンなど

表4　主な脂肪酸の種類

飽和脂肪酸：ステアリン酸など
1価不飽和脂肪酸：オレイン酸など
n-6系多価不飽和脂肪酸：γリノレン酸，リノール酸，アラキドン酸など
n-3系多価不飽和脂肪酸：αリノレン酸，EPA（Eicosapentaenoic acid），エイコサペンタエン酸，DHA（Docosahexaenoic acid），ドコサヘキサエン酸など

す．生理的に重要なのはグルコースである．腸管から吸収されたグルコースは肝臓で代謝され，動物の貯蔵糖質であるグリコーゲン合成に利用される．グルコースは脳が最も利用しやすいだけでなく，赤血球では必須のエネルギー源である．グリコーゲンが枯渇すると持久力が低下するため，訓練前の食事でグリコーゲンを貯蔵することが重要である．

　血中のグルコースは，食事，グリコーゲン分解，糖新生から得られる．ただし，肝臓や筋肉のグリコーゲンの貯蔵量は300〜500g程度と少なく，禁食では12〜24時間程度でしかグルコースを供給できない．その後は糖新生として，筋肉のたんぱく質を分解して生じる糖原性アミノ酸と，脂肪を分解して生じるグリセロールからグルコースを合成する．糖新生にはエネルギーが必要である．飢餓による筋肉量の減少の予防には，栄養投与が必要である．

2）脂質

　中性脂肪（トリグリセリド）は，グリセロールと3つの脂肪酸で構成されている．脂質1gは9kcalである．ただし，1gの脂肪組織は水，電解質，たんぱく質も含まれるため約7kcalである．

　主な脂肪酸の種類を**表4**に示す．このうち，一部の脂肪酸（リノール酸，リノレン酸，アラキドン酸）は生体内で合成できない必須脂肪酸である．そのため，静脈栄養のみの栄養管理で脂肪乳剤を長期間使用しないと，必須脂肪酸欠乏症状（皮疹など）を生じる．

　過剰な栄養は中性脂肪に変換されて体内に蓄積される．一定の体脂肪量は生体機能の維持に必要であるが，過剰な体脂肪はリハの阻害因子となる．

3）たんぱく質

　たんぱく質はアミノ酸から構成され，1gは4kcalである．ただし1gの筋肉は約75％の水分を含むため約1kcalである．たんぱく質を構成するアミノ酸の種類を**表5**に示す．生体内で合成できない必須アミノ酸と，合成できる非必須アミノ酸に分けられる．

　筋肉はたんぱく質の重要な貯蔵源である．そのため，飢餓や侵襲のときは，筋肉のたんぱ

表5　アミノ酸の種類

必須アミノ酸	非必須アミノ酸
バリン	プロリン
ロイシン	アスパラギン酸
イソロイシン	グルタミン酸
リジン	セリン
スレオニン	アスパラギン
メチオニン	グルタミン
フェニルアラニン	アラニン
トリプトファン	グリシン
ヒスチジン	チロシン
（アルギニン）	システイン

表6　水溶性ビタミンの種類，作用，欠乏症状

種類	成分	主な作用	主な欠乏症状
ビタミンB$_1$	チアミン	糖質代謝	乳酸アシドーシス，脚気
ビタミンB$_2$	リボフラビン	酸化還元	口角炎，創傷治癒遅延
ビタミンB$_6$	ピリドキシン	アミノ酸代謝	貧血，末梢神経炎
ビタミンB$_{12}$	コバラミン	メチオニン合成	悪性貧血，末梢神経障害
葉酸	葉酸	DNA合成	巨赤芽球性貧血
ナイアシン	ニコチン酸	脱水素反応	認知症，ペラグラ
パントテン酸	パントテン酸	脂質代謝	皮膚炎，末梢神経障害
ビオチン	ビオチン	脂肪酸合成	脱毛，皮膚炎
ビタミンC	アスコルビン酸	コラーゲン合成	壊血病，創傷治癒遅延

表7　脂溶性ビタミンの種類，作用，欠乏症状

種類	成分	主な作用	主な欠乏症状
ビタミンA	レチノール	視覚・成長促進	夜盲症，皮膚炎
ビタミンD	カルシフェロール	骨代謝	くる病，骨粗鬆症
ビタミンE	トコフェロール	抗酸化作用	溶血性貧血，小脳失調
ビタミンK	メナキノンなど	血液凝固・骨形成	出血傾向

く質を壊してグルタミンやアラニンなどの血漿アミノ酸が供給される．このとき，適切な臨床栄養管理なしにレジスタンストレーニングを行うと，さらに筋肉を壊すことになる．ヘモグロビンもたんぱく質の一種であり，低栄養状態では合成が減るため貧血となる．

　基礎エネルギー消費量の約1/3は，筋肉で消費されている．つまり，筋肉量が増えれば，基礎エネルギー消費量や活動時のエネルギー消費量が増えて，やや太りにくい体になる．

4) ビタミン

　ビタミンは水溶性と脂溶性の2種類に分けられる．脂溶性ビタミンは，過剰分が肝臓に蓄積されるため欠乏症になりにくい．水溶性ビタミンは，過剰分が尿中に排泄されるため摂取がないと1〜7日程度で欠乏症となる．それぞれの種類，作用，欠乏症状を**表6，7**に示す．リハ栄養では，ビタミンB$_1$，B$_{12}$，葉酸，ビタミンC，ビタミンDの欠乏に特に留意する．

5) ミネラル

　ミネラルは電解質と微量元素に分類される．微量元素は，鉄よりも生体内の含有量が少な

表8 電解質の種類，作用，欠乏症状

種類	主な作用	主な欠乏症状
Na（ナトリウム）	細胞外液と浸透圧の維持	意識障害，無力状態
Cl（クロール）	バランスとしての陰イオン	アルカローシス
HCO_3（重炭酸）	酸塩基平衡の調節と維持	アシドーシス
K（カリウム）	神経・筋肉の興奮・伝達・収縮	筋力低下，麻痺性イレウス
Mg（マグネシウム）	細胞内酵素活性	嘔吐，脱力感
Ca（カルシウム）	酵素の活性化，筋収縮	テタニー，意識障害
P（リン）	酵素の活性化，ATPの供給	意識障害，筋力低下

表9 微量元素の種類，作用，欠乏症状

種類	主な作用	主な欠乏症状
Fe（鉄）	酸素運搬，造血	鉄欠乏性貧血
Cu（銅）	造血，骨代謝	貧血，顆粒球減少
Zn（亜鉛）	蛋白代謝，創傷治癒促進	味覚障害，創傷治癒遅延，皮疹
Mn（マンガン）	脂質代謝，骨代謝	成長遅延，酸化ストレス
I（ヨウ素）	甲状腺ホルモンの構成成分	甲状腺腫
Co（コバルト）	ビタミンB_{12}の構成成分	悪性貧血
Cr（クロム）	糖代謝，脂質代謝	耐糖能異常，末梢神経障害
Se（セレン）	抗酸化作用	心筋症，酸化ストレス
Mo（モリブデン）	アミノ酸代謝	成長遅延

いものである．主な電解質と微量元素の種類，作用，欠乏症状を**表8，9**に示す．リハ栄養では，すべての電解質異常による症状，鉄と銅の欠乏による貧血，亜鉛欠乏による味覚障害に特に留意する．

低栄養の分類

GLIM基準では低栄養の病因を，①慢性疾患で炎症を伴う低栄養，②急性疾患あるいは外傷による高度の炎症を伴う低栄養，③炎症はわずか，あるいは認めない慢性疾患による低栄養，④炎症はなく飢餓による低栄養（社会経済的や環境的要因による食糧不足に起因）の4つに分類する[1]．これらは飢餓（③，④），侵襲（②），悪液質（①）とも分類できる．ここでの慢性の定義は，疾患や炎症が3カ月以上継続する場合である．

飢餓

飢餓とは，エネルギーやたんぱく質の摂取量が不足する状態が持続して低栄養になっていることである．マラスムス，クワシオコール，マラスムス性クワシオコール（混合型）に分類される．マラスムスは，神経性食思不振症の女性などでわが国でも認める．しかし，わが国でクワシオコールを認めることは稀である．短期の飢餓では，肝臓のグリコーゲンと脂肪組織の脂肪の異化（分解）が行われる．しかし，グリコーゲンは12〜24時間で枯渇するため，その後は筋肉や腸管のたんぱく質の異化で生じた糖原性アミノ酸からグルコースが合成

される（糖新生）．長期の飢餓では，多くの組織がグルコースではなく，遊離脂肪酸から産生したケトン体からエネルギーを獲得する．

　飢餓では体重減少によって，基礎エネルギー消費量と活動時のエネルギー消費量が低下する．さらに飢餓が悪化すると，免疫能の低下，創傷治癒遅延，臓器障害を認め，除脂肪体重（lean body mass；LBM）の30％を失うと窒素死（nitrogen death）に至る（**図3**）．つまり餓死である．体重減少の際には除脂肪体重だけでなく脂肪も減少するため，全体重の30％を失うと必ず餓死するとは限らない

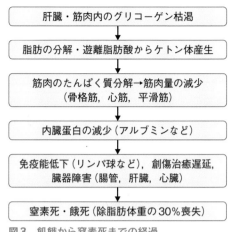

図3　飢餓から窒素死までの経過

が，30％の体重減少は生命の危機と考えるべきである．しかし，医療職のなかには，窒素死，餓死という概念を知らない人が少なくない．

　1日のエネルギー摂取量が基礎エネルギー消費量以下というような栄養管理が長期間続けば，やがて必ず窒素死，餓死となる．そのため，飢餓を判断できることと，飢餓の患者に窒素死や餓死につながる可能性のある高負荷の訓練を行わないことは，安全管理としてPT・OT・STの必須の知識である．同化より異化が進んでいる患者に高負荷のレジスタンストレーニングを行うことは有害である．

侵襲

　侵襲とは，生体の内部環境の恒常性を乱す可能性がある刺激である．具体的には手術，外傷，骨折，急性感染症，熱傷などがある．

　侵襲下の代謝変化は，傷害期，異化期，同化期に分けられる（**図4**）．傷害期は短いが，エネルギー消費量が低下する．異化期では筋肉のたんぱく質の異化や脂肪の異化で，治癒反応へのエネルギーが供給される．異化期では適切な栄養療法で一部，異化の抑制が可能であ

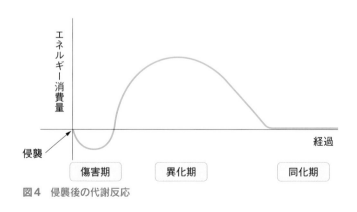

図4　侵襲後の代謝反応

表10　侵襲前の栄養状態と中等度侵襲への反応

	栄養状態良好	中等度栄養障害	重度栄養障害
筋力低下	軽度〜なし	中等度	重度
感染症の合併頻度	少ない	中等度	多い
褥瘡の合併頻度	少ない，浅い	中等度	多い，深い
機能予後	良好	回復に時間を要するが良好なことが多い	不良
生命予後	良好	良好	不良

る．一方，同化期では適切な栄養投与と運動療法の併用が必要である．

　つまり，異化期にレジスタンストレーニングを行っても，筋たんぱく質の増加は難しい．異化期は安静などによる二次的合併症の予防が目標となる．同化期に適切な臨床栄養管理のもとでレジスタンストレーニングを行えば，筋たんぱく質は増加する．同化期は筋力や体力の改善が目標となる．

　侵襲時，ほとんどのアミノ酸は筋肉から供給される．高度の侵襲では，1日250g以上のアミノ酸が供給される．そのすべてが筋肉から供給される場合，1日1kg以上の筋肉量の減少となる．高度の侵襲後のリハでは，筋肉の喪失が著しいため，侵襲前の栄養状態が良好でも回復には時間を要する．

　高度の侵襲時に多量のエネルギーやたんぱく質を投与しても，異化は一部しか防げない．余分なエネルギーは脂肪に変換されるので，一見体重を維持できても筋肉が減少した分，脂肪が増えただけである．過度な脂肪はリハの阻害因子となるため，過不足のないエネルギーやたんぱく質の投与が求められる．

　中等度侵襲への反応は，侵襲前の栄養状態によって異なる（**表10**）．侵襲前の栄養状態が良好であれば，リハに大きな問題はない．一方，侵襲前の栄養状態が不良なときは，機能予後や生命予後も不良となる．侵襲前の栄養状態と侵襲の程度の把握が，適切な訓練プログラムの立案に必要である．

悪液質

　悪液質（cachexia）は，「併存疾患に関連する複雑な代謝症候群で，筋肉の喪失が特徴である．脂肪は喪失することもしないこともある．顕著な臨床的特徴は成人の体重減少（水分管理除く），小児の成長障害（内分泌疾患除く）である．食思不振，炎症，インスリン抵抗性，筋蛋白崩壊の増加がよく関連している．飢餓，加齢に伴う筋肉喪失，うつ病，吸収障害，甲状腺機能亢進症とは異なる」[2]と定義されている．

　悪液質の原因疾患には，がんだけでなく，慢性感染症（結核，エイズなど），膠原病（関節リウマチなど），慢性心不全，慢性腎不全，慢性呼吸不全，慢性肝不全，炎症性腸疾患などがある．これらの疾患を合併した患者に低栄養を認める場合，悪液質を疑う．悪液質の診断基準を**表11**に示す[2]．悪液質では慢性炎症を認めるため，CRP 0.3〜0.5mg/dL以上のことが多い．がんの場合には，前悪液質，悪液質，不応性悪液質と段階別の診断基準がある（**表12**）[3]．

表11 悪液質の診断基準
以下の2つは必要条件 ・悪液質の原因疾患の存在 ・12カ月で5％以上の体重減少もしくはBMI 20未満 そのうえで以下の5つのうち3つ以上に該当 ①筋力低下 ②疲労 ③食思不振 ④除脂肪指数（筋肉量）低下 ⑤検査値異常（CRP>0.5mg/dL，Hb<12.0g/dL，Alb<3.2g/dL）

表12 がんの前悪液質・悪液質・不応性悪液質の診断基準
前悪液質 　6カ月で5％未満の体重減少 　食思不振や代謝変化を認めることがある 悪液質 　6カ月で5％以上の体重減少（BMI 20未満かサルコペニアのときは2％以上の体重減少） 　食事量減少や全身炎症を認めることが多い 不応性悪液質 　以下の6項目すべてに該当 　①悪液質の診断基準に該当 　②生命予後が3カ月未満 　③Performance status が3か4 　④抗がん治療の効果がない 　⑤異化が進んでいる 　⑥人工的栄養サポートの適応がない

文献

1) Cederholm T et al：GLIM criteria for the diagnosis of malnutrition–A consensus report from the global clinical nutrition community. *Clin Nutr* **38**：1–9, 2019.
2) Evans WJ et al：Cachexia：a new definition. *Clin Nutr* **27**：793–799, 2008.
3) Fearon K et al：Definition and classification of cancer cachexia：an international consensus. *Lancet Oncol* **12**：489–495, 2011.

ⓒⓞⓛⓤⓜⓝ プレハビリテーション

　プレハビリテーションとはpreとrehabilitationを合体させた用語であり，術前に身体機能を強化することで術後の合併症予防，身体的活動性の早期自立，早期退院を目指す取り組みである．運動療法だけでなく，栄養管理，運動直後の栄養摂取，疼痛管理，不安軽減などを含むこともある．たとえば，術前に1～3カ月程度，有酸素運動，レジスタンストレーニングと栄養補給（有酸素運動の3時間前に140gの糖質を摂取，レジスタンストレーニングの直後にたんぱく質10g，糖質7g，脂質3gを摂取）の併用が，筋肥大に有用とされている[1]．

　ADL，身体機能，栄養状態に問題がある高齢者では，待機手術の前に運動療法，栄養療法，不安軽減を含めた包括的なプレハビリテーションを行うことで，入院期間の短縮や合併症の軽減が期待される．しかし，大腸がんのフレイル高齢者を対象としたランダム化比較試験では，術後早期回復プログラム（ERAS）を行っていれば，プレハビリテーションによる術後アウトカムへの効果を認めなかった[2]．プレハビリテーションの対象者や内容について，さらなる検討が必要である．

1) Carli F, Zavorsky GS：Optimizing functional exercise capacity in the elderly surgical population. *Curr Opin Clin Nutr Metab Care* **8**：23–32, 2005.
2) Carli F et al：Effect of Multimodal Prehabilitation vs Postoperative Rehabilitation on 30-Day Postoperative Complications for Frail Patients Undergoing Resection of Colorectal Cancer：A Randomized Clinical Trial. *JAMA Surg* **155**：233–242, 2020.

3 運動栄養学と リハビリテーション

内容のポイント

▶ サルコペニアの原因には，加齢，活動，栄養，疾患がある．

▶ サルコペニアの原因に合わせたリハと栄養管理を行う．

▶ 栄養と運動のタイミングで，筋力や持久力がより改善する可能性がある．

▶ 筋力や持久力の改善のために，主にたんぱく質と糖質を適切に摂取する．

▶ 食事時間を配慮して訓練スケジュールを決めることで，訓練効果が高まる可能性がある．

サルコペニア

　サルコペニア（sarcopenia）は，2018年に発表されたEuropean Working Group on Sarcopenia in Older People 2（EWGSOP2）のコンセンサス論文で，転倒，骨折，身体機能障害および死亡などの不良の転帰の増加に関連し得る進行性および全身性に生じる骨格筋疾患と定義された[1]．EWGSOP2では，筋力低下のみでサルコペニアの可能性が高いと判断して，骨格筋量もしくは質も低下している場合に，サルコペニアと確定診断する．2019年に発表されたAsian Working Group for Sarcopenia 2019（AWGS2019）のコンセンサス論文では，筋肉量低下に加えて，筋力低下もしくは身体機能低下を認めた場合をサルコペニアとしている[2]．一方，Sarcopenia Definition and Outcomes Consortium（SDOC）では，サルコペニアの定義に握力低下と通常歩行速度低下を含むべきとしている[3]．

サルコペニアの診断

　EWGSOP2では，筋力低下（例：握力：男性27kg未満，女性16kg未満）を認め，筋肉量低下（例：骨格筋指数：四肢骨格筋量/身長^{2}が男性$7.0\,kg/m^2$未満，女性$6.0\,kg/m^2$未満）も を認めた場合にサルコペニアと診断する[1]．一方，AWGS2019のサルコペニアの診断基準には，一般の診療所や地域といった検査機器で筋肉量を評価することが難しいセッティングと，医療施設や研究施設といった筋肉量評価の検査機器があるセッティングの2種類がある（図1）[2]．

　SARC-F（表1）[4]は，サルコペニアの自記式スクリーニングであり，10点満点のうち4点以上の場合に次の段階に進む．SARC-CalFは，SARC-Fに下腿周囲長を追加したものである．下腿周囲長が男性34cm未満，女性33cm未満の場合に10点として，合計11点以上の場合に次の段階に進む．

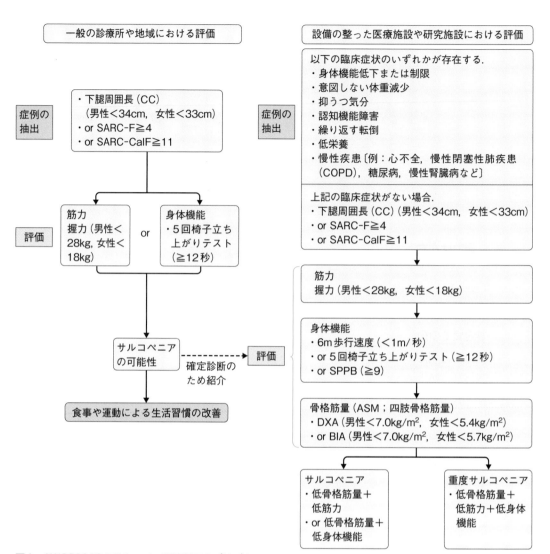

図1 AWGS2019のサルコペニア診断アルゴリズム

表1 SARC-F

質問	回答
4.5kgの荷物の持ち運びは，どの程度困難ですか？	全く困難でない：0点，いくらか困難：1点，非常に困難ないしできない：2点
部屋の端から端までの歩行移動は，どの程度困難ですか？	全く困難でない：0点，いくらか困難：1点，非常に困難ないし補助を使う，できない：2点
椅子やベッドからの移動は，どの程度困難ですか？	全く困難でない：0点，いくらか困難：1点，非常に困難ないしできない：2点
階段10段を上ることは，どの程度困難ですか？	全く困難でない：0点，いくらか困難：1点，非常に困難ないしできない：2点
過去1年で何度転倒しましたか？	なし：0点，1〜3回：1点，4回以上：2点

10点満点のうち4点以上であれば，サルコペニアが疑われる．

表2 サルコペニアの原因

原発性サルコペニア
加齢の影響のみで，活動・栄養・疾患の影響はない
二次性サルコペニア
活動によるサルコペニア：廃用性筋萎縮，無重力
栄養によるサルコペニア：飢餓，エネルギー摂取量不足
疾患によるサルコペニア
侵　襲：急性疾患・炎症（手術，外傷，熱傷，急性感染症など）
悪液質：慢性疾患・炎症（がん，慢性心不全，慢性腎不全，慢性呼吸不全，慢性肝不全，膠原病，慢性感染症など）
原疾患：筋萎縮性側索硬化症，多発性筋炎，甲状腺機能亢進症など

(Cruz-Jentoft et al, 2019)[1]

握力は左右2回ずつ測定して，最大値が男性で28 kg未満，女性で18 kg未満であれば筋力低下ありと判定する．5回椅子立ち上がりテストは，高さが40 cm前後（身長に合わせて）の椅子を使用する．座位から直立位を経て座位に戻ることを繰り返して，5回目に直立位になるまでに要する時間が12秒以上であれば，身体機能低下ありと判定する．歩行速度は通常速度での6 m歩行を少なくとも2回測定して，平均値が1 m/秒未満であれば，身体機能低下ありと判定する．AWGS2014と比較すると，男性の握力と歩行速度のカットオフ値が変更となった．

サルコペニアの原因

サルコペニアの原因が加齢のみの場合を原発性サルコペニア，その他の原因（活動，栄養，疾患）の場合を二次性サルコペニアと分類する（表2）[1]．低栄養の原因である飢餓，侵襲，悪液質は，すべて二次性サルコペニアの原因である．そのため，低栄養では二次性サルコペニアを認めることが多い．また，病院での不適切な安静や禁食による低活動，病院での不適切な栄養管理による低栄養，および医原性疾患によるサルコペニアのことを，医原性サルコペニア（入院関連サルコペニア）とよぶ[5]．ここでは加齢，活動，原疾患について解説する．

1）加齢

加齢とともに骨格筋は筋線維の数が減少し，筋線維自体も萎縮する．加齢によるサルコペニアで主に萎縮するのはtype II筋線維（速筋，白筋）である．一方，廃用性筋萎縮では主にtype I筋線維（遅筋，赤筋）が萎縮する．廃用性筋萎縮とは異なり，加齢によるサルコペニアでは運動ニューロンと運動単位数が減少する．骨格筋再生に重要な筋芽細胞に分化する筋衛星細胞の数も減少し，筋芽細胞への分化も抑制される．

加齢によるサルコペニアには，栄養，身体活動，ホルモン，炎症など多くの要因が関与していると考えられている．加齢とともにテストステロン，エストロゲン，成長ホルモンといった同化促進ホルモンの血中濃度が低下し，炎症性サイトカインであるInterleukin-6やTumor Necrosis Factor-α（TNF-α）の産生が増加する．

2）活動

活動によるサルコペニアは，不活動，安静臥床，無重力などが原因で生じる廃用性筋萎縮

である．つまり，廃用症候群の一部といえる．急性期病院で生じることが多いが，在宅でも閉じこもりの生活で生じることが少なくない．予備力の少ない高齢者や障害者では，軽度の侵襲や短期間の安静でも廃用症候群を認めやすい．廃用症候群の入院患者の88%に低栄養を認めるため，必ず栄養評価を行う[6]．

3）原疾患

多発性筋炎・皮膚筋炎，筋萎縮性側索硬化症（ALS），筋ジストロフィー，重症筋無力症，封入体筋炎，各種ニューロパチーなどの神経筋疾患によって，筋肉量減少，筋力低下，身体機能低下を認める．甲状腺機能亢進症でも認めることがある．ただし，原疾患によるサルコペニアを認める患者でも，加齢，活動，栄養，侵襲，悪液質によるサルコペニアを合併する可能性があることに留意する．

サルコペニアの対応

サルコペニアの対応は，原因によって異なるため，リハ栄養の考え方が有用である．

1）加齢

最も有効なのはレジスタンストレーニングである．「サルコペニア診療ガイドライン2017年版」では，運動介入は四肢骨格筋量，膝伸展筋力，通常歩行速度，最大歩行速度の改善効果があり，推奨されている[7]．必須アミノ酸を中心とする栄養介入は，膝伸展筋力の改善効果があり，推奨されている（エビデンスレベル：非常に低，推奨レベル：弱）．レジスタンストレーニングを含む包括的運動介入と栄養療法による介入も，単独介入に比べサルコペニアの改善に有効であり，推奨されている（いずれもエビデンスレベル：非常に低，推奨レベル：弱）[7]．ビタミンDが欠乏している場合には，ビタミンDを投与する．

2）活動

不要な安静臥床や禁食を避けて，四肢体幹の筋肉量や筋力を低下させないことが重要である．入院当日から早期離床，身体活動，早期経口摂取を行い，廃用性筋萎縮をできる限り予防する．

3）栄養

飢餓からの栄養改善を目指す場合，1日エネルギー必要量＝1日エネルギー消費量（基礎エネルギー消費量×活動係数×ストレス係数）＋エネルギー蓄積量（200〜750kcal）とする．計算上は7,000〜7,500kcal程度のエネルギーバランスをプラスにすると体重が1kg増加する．

飢餓で栄養状態が悪化している場合には，安静臥床にしないで機能維持目的に軽負荷訓練を行う．具体的には，関節可動域訓練，ポジショニング，ストレッチ，物理療法，呼吸訓練の一部，座位訓練，ADL訓練，最大筋力の40%以下の軽負荷のレジスタンストレーニングなどがある．機能維持目的の訓練でも，動作学習などで歩行能力やADLが改善することは少なくない．

4）侵襲

異化期の1日エネルギー投与量は，筋肉の分解によって生じる内因性エネルギーを考慮して15〜30kcal/kgを目安とする．一方，同化期では1日エネルギー必要量＝1日エネルギー

消費量＋エネルギー蓄積量（200〜750 kcal）と，エネルギー蓄積量を加味した攻めの栄養管理を行う．CRP 3 mg/dL以下を同化期と考える目安がある．

異化期のリハでは，飢餓のときと同様に機能維持目的に軽負荷の訓練を行う．同化期のリハではサルコペニアの改善を目標に，栄養改善を目指した栄養管理とレジスタンストレーニングを同時に行う．

5）悪液質

悪液質の場合，栄養療法，運動療法，薬物療法を含めた包括的な対応を行う．終末期でない悪液質の場合には，運動療法が重要である．運動には慢性炎症を改善させる抗炎症作用があるため，飢餓や侵襲の異化期でない場合には，レジスタンストレーニングや持久性トレーニングを実施する．ただし，易疲労や全身倦怠感を認めることが多いため，少量頻回で行う．栄養療法では，高たんぱく質食（1.5 g/体重kg/日）やエイコサペンタエン酸（1日2〜3 g）を検討する．薬物療法では，アナモレリンや六君子湯，人参養栄湯を検討する．一方，不応性悪液質の場合，緩和医療の一環としてQOLを低下させないリハ栄養管理を行う．

6）原疾患

原疾患によるサルコペニアの場合，神経筋疾患の進行による筋肉量減少と筋力低下はやむを得ないことが多い．しかし，他の原因によるサルコペニアの予防は重要である．

栄養と運動のタイミング

身体機能には日内リズムがある．起床時は覚醒時間のなかで身体機能が最も低いため，運動にはあまり適さない．筋力，酸素消費量，肺活量がピークとなるのは午後から夕方であり，この時間帯のほうがトレーニングの効果が現れやすい[8]．

起床時は前日の夕食からかなりの時間が経過しているため，肝臓や筋肉のグリコーゲンが減少している．そのため，朝食を十分に摂取しないとグリコーゲンが貯蔵されず，午前中の持久力が低下して疲れやすくなる．また，朝食摂取によって食事誘発性熱産生が生じることで体温が上昇し，活動しやすくなる．食事誘発性熱産生をより高めるには，たんぱく質の摂取が重要である．入院患者では検査や治療などによる禁食が少なくないので，訓練時間を決める際には，検査などの時間だけでなく禁食にも配慮する．食事直後は消化吸収などで内臓の血流量が増えるため，運動には適していない．食事内容や消化管機能による個人差は大きいが，食後1〜3時間程度は運動を控えることが望ましい．

筋力や持久力を栄養でより高めるためには，エネルギー必要量を摂取するだけでなく栄養と運動のタイミングが重要である[9, 10]．筋力と持久力を高める栄養について，運動前，運動中，運動後で検討する．

筋力を高める栄養

筋力を高めるためには，筋肉のたんぱく質を増やすことが重要である．レジスタンストレーニングの効果を高めるには，栄養と休養をうまく活用する．特にたんぱく質，アミノ酸と糖質の摂取が有用である．

運動前にアミノ酸かたんぱく質を摂取すると，筋肉のたんぱく質の合成が増加する．この

効果は，たんぱく質に糖質を追加することで増強される．レジスタンストレーニングの直前と直後でアミノ酸＋糖質の摂取の効果を比較すると，直前のほうが筋肉のたんぱく質の合成が増加した[11]．運動中に糖質単独か糖質＋アミノ酸を摂取すると，筋肉のたんぱく質の合成が増加する．運動後にアミノ酸かたんぱく質を摂取すると，筋肉のたんぱく質の合成が増加する．その効果はレジスタンストレーニング直後であるほど高い．アミノ酸にクレアチンを追加することで筋肉のたんぱく質の合成が増強した[12]．また，食事後に1〜2時間睡眠すると，成長ホルモンの分泌が亢進するためにたんぱく質の合成量が増える．

　食事時間との関係では，運動後なるべく早くたんぱく質と糖質を含んだ食事をすることで，筋肉のたんぱく質の合成が増加する．エビデンスに基づいた高齢者のたんぱく質摂取量として，健常高齢者では1.0〜1.2g/kg体重/日，運動をしている高齢者では1.2g/kg体重/日以上，急性疾患や慢性疾患で低栄養の高齢者では1.2〜1.5g/kg体重/日以上が推奨されている[13,14]．ただし，慢性腎臓病でeGFR 30未満かつ透析していない場合には，たんぱく質の摂取制限を要する[13]．日本腎臓学会による「サルコペニア・フレイルを合併した保存期CKDの食事療法の提言」では，「高齢CKDステージG3では，たんぱく質制限の緩和を行う場合の摂取量は1.3g/kgBW/日が上限の目安と考えられ，サルコペニアを合併したCKDステージG3においても同様と考えられる」としている[15]．つまり，フレイル，サルコペニアを合併したCKDステージG3患者で，集中的にリハを行い生活機能改善を目指す時期では，たんぱく質摂取量を1.3g/kgBW/日としてよい．

持久力を高める栄養

　栄養面から持久力を高めるには，肝臓と筋肉にグリコーゲンを十分貯蔵することと，貧血の予防が重要である．グリコーゲンの貯蔵には，糖質の十分な摂取が必要である．柑橘類などに多いクエン酸は，グリコーゲン合成を促進する．貧血予防には，ヘモグロビンを構成している鉄とたんぱく質の十分な摂取が重要である．鉄欠乏性貧血の場合には，鉄剤を使用する．ビタミンB_{12}，葉酸，銅の欠乏にも留意する．栄養状態が悪い場合には，栄養状態の改善とともに貧血も改善することがある．貧血の場合，リハを行っても機能改善しにくいため，適切な原因検索と治療が重要である．

　運動前に高糖質食を摂取すると，肝臓と筋肉のグリコーゲンの貯蔵量が増加する．運動3〜4時間前に糖質とたんぱく質を含んだ食事を摂取することが推奨されている．運動中は短時間の運動であれば，糖質の補給は必要ない．1時間を超える運動では体内のグリコーゲンが減少するため，運動中に糖質を摂取するほうがよい．運動後に糖質を摂取すると，肝臓と筋肉のグリコーゲンの貯蔵量が増加する．その効果は運動直後であるほど高い．糖質とたんぱく質が約3対1になるようにたんぱく質を追加することで，グリコーゲンの貯蔵量がさらに増える[16]．

　食事時間との関係では，運動後なるべく早く糖質とたんぱく質を含んだ食事をすることで，肝臓と筋肉のグリコーゲンの貯蔵が増加する．

文献

1) Cruz-Jentoft AJ et al：Sarcopenia：revised European consensus on definition and diagnosis. *Age Ageing* **48**：16-31, 2019.

2) Chen LK et al：Asian Working Group for Sarcopenia：2019 Consensus Update on Sarcopenia Diagnosis and Treatment. *J Am Med Dir Assoc* **21**：300-307, e2, 2020.

3) Bhasin S et al：Sarcopenia Definition：The Position Statements of the Sarcopenia Definition and Outcomes Consortium. *J Am Geriatr Soc*, 2020. doi：10.1111/jgs.16372.

4) Malmstrom TK et al：SARC-F：a simple questionnaire to rapidly diagnose sarcopenia. *J Am Med Dir Assoc* **14**：531-532, 2013.

5) Nagano A et al：Rehabilitation Nutrition for Iatrogenic Sarcopenia and Sarcopenic Dysphagia. *J Nutr Health Aging* **23**：256-265, 2019.

6) Wakabayashi H, Sashika H：Malnutrition is associated with poor rehabilitation outcome in elderly inpatients with hospital-associated deconditioning a prospective cohort study. *J Rehabil Med* **46**：277-282, 2014.

7) サルコペニア診療ガイドライン作成委員会：サルコペニア診療ガイドライン2017年版 一部改訂，ライフサイエンス出版，2020.

8) 加藤秀夫・他：スポーツ・運動栄養学第3版（栄養科学シリーズNEXT），講談社，2015.

9) Tarnopolsky M：Nutritional consideration in the aging athlete. *Clin J Sport Med* **18**：531-538, 2008.

10) Kersick C et al：International society of sports nutrition position stand：nutrient timing. *J Int Soc Sports Nutr* **5**：17, 2008.

11) Tipton KD et al：Timing of amino acid-carbohydrate ingestion alters anabolic response of muscle to resistance exercise. *Am J Physiol Endocrinol Metab* **281**：E197-E206, 2001.

12) Kerksick CM et al：Impact of differing protein sources and a creatine containing nutritional formula after 12 weeks of resistance training. *Nutrition* **23**：647-656, 2007.

13) Bauer J et al：Evidence-based recommendations for optimal dietary protein intake in older people：a position paper from the PROT-AGE Study Group. *J Am Med Dir Assoc* **14**：542-559, 2013.

14) Deutz NE et al：Protein intake and exercise for optimal muscle function with aging：Recommendations from the ESPEN Expert Group. *Clin Nutr* **33**：929-936, 2014.

15) サルコペニア・フレイルを合併したCKDの食事療法検討WG：サルコペニア・フレイルを合併した保存期CKDの食事療法の提言．日腎会誌 **61**：525-556, 2019.

16) Ivy JL et al：Early postexercise muscle glycogen recovery is enhanced with a carbohydrate-protein supplement. *J Appl Physiol* **93**：1337-1344, 2002.

サルコペニアの学会

　日本で最も大きいサルコペニアの学会は，日本サルコペニア・フレイル学会である．「サルコペニア診療ガイドライン2017年版」や「サルコペニア診療実践ガイド」の作成，サルコペニア・フレイル指導士制度やそのテキスト作成などを行っている．筆者は理事，広報委員長，編集委員を拝命している．日本サルコペニア・悪液質・消耗性疾患研究会は，悪液質にやや重きを置いた研究会である．筆者は理事を拝命している．

　サルコペニアの国際学会はいくつかあるが主なものは，International Conference on Cachexia, Sarcopenia and Muscle Wasting（Cachexia Conference），International Research Conference Frailty & Sarcopenia Research（ICFSR），Asian Conference for Frailty and Sarcopenia（ACFS）である．筆者は2018年と2019年のCachexia Conferenceと，2016〜2019年のACFSで招待講演を行った．新型コロナウイルス感染の影響はあるが，web開催であってもできるだけ多くの方にサルコペニアの国際学会に参加，発表してもらいたい．

4 リハビリテーション栄養チームにおけるPT・OT・STの役割

内容のポイント POINT

▶ リハ栄養チームは，職種の壁を超えた多職種で適切なリハ栄養を行う医療チームである．

▶ 回復期リハ病院では，病棟専任の常勤管理栄養士を中心としてリハ栄養を行うことが望ましい．

▶ 医療チームは古典的医療型，多職種参加型，多職種連携型，超職種型に分類できる．

▶ PT・OT・STは，リハ栄養チームで活動係数設定の役割を担ってほしい．

▶ リハ栄養の地域連携には，リハ栄養サマリーの活用が有用である．

リハビリテーション栄養チーム

リハ栄養チームとは，2職種以上でリハ栄養に取り組んでいるチームである．チームを構成する主な職種は，医師，歯科医師，看護師，薬剤師，管理栄養士，PT，OT，ST，歯科衛生士である．1職種でも一定のリハ栄養を行うことは可能であるが，できれば2職種以上で取り組むほうがより質の高いリハ栄養を実践できる．リハ栄養チームには，医師がいてリーダーシップを発揮することが望ましい．しかし，適切な医師がいない場合には，医師以外の職種がリーダーとして活動してもよい．リハ栄養チームがあると，サルコペニア評価とリハ栄養実践の割合が高くなる[1]．そのため，可能であればリハ栄養チームをつくることが望ましい．

リハ栄養チームには，システムがしっかりしているチームとそうでないチームがある．必ずしもシステムがしっかりしているほうが優れているとはいえない．システムがしっかりしているチームでは，カンファレンス，回診，勉強会を定期的に開催している．回復期リハ病棟では管理栄養士の病棟専任が標準化されたため，リハカンファレンスに管理栄養士が参加して，リハ栄養的な視点でディスカッションを行えば，リハ栄養カンファレンスといえる．急性期病院では，栄養サポートチーム（nutrition support team；NST）にPT・OT・STが参加して，リハ栄養的な視点でディスカッションを行えば，リハ栄養カンファレンスといえる．一方，在宅や施設では理想的な多職種がそろうことは少ないため，カンファレンス，回診，勉強会がなくても2職種でリハ栄養的な視点でディスカッションを行うことが現実的である．その際のポイントは，1職種が「リハからみた栄養管理」の視点，もう1職種が「栄養からみたリハ」の視点に立つことである．

NSTの普及によって，より多くの患者に適切な臨床栄養管理が行われるようになったこと

表1　NSTの課題

・NSTにPT・OT・STや医師の参加が少ない.
・NSTの提案を主治医が無視することがある.
・NSTの依頼・介入患者が少なすぎる場合と多すぎる場合がある.
・NSTとリハの連携が少ない.
・適切な摂食嚥下機能の評価と訓練を行わずに,安易に経腸栄養を選択することがある.
・中心的に活動していた医師が異動すると,NSTの活動が停滞しやすい.
・多職種での連携がうまくいかないことがある.
・診療報酬面でのインセンティブが少ない.
・入院中の臨床栄養管理しか実施せず,退院後の地域連携は不十分なことが多い.
・アウトカムの評価や質の高いエビデンスの創出が不十分である.

は確かである.しかし,NSTの課題は多く（**表1**）,理想的に活動できているNSTは少数と思われる.回復期リハ病棟では,NSTが介入すると75歳以上の入院患者のADLがより改善する[2].そのため,PT・OT・STはできる限りNSTに参画して,患者の栄養改善とQOL向上に貢献してもらいたい.

NSTとリハビリテーションの関連

急性期病院における筆者の経験では,NSTに依頼のあった患者のうち,半数以上にリハが関与している.PT・OT・STが関与していない患者のほうが少なく,NST回診をきっかけにPT・OT・STを開始することも珍しくない.そのため,NSTとリハを切り離すことはできないと考えている.

回復期リハ病院でも低栄養の患者は少なくない.回復期リハビリテーション病棟協会栄養委員会の調査[3]では,入院患者の37.7%に低栄養を認めた.また,低栄養の場合にADLの向上が得られにくかった.そのため,PT・OT・STが臨床栄養について無視することには問題がある.

急性期病院には重症患者が比較的多い.疾患を問わず重症な場合には疾患の治療が優先されて,臨床栄養管理は後回しにされやすい.同時に重症なほど侵襲が強いため,筋肉などの蛋白異化が亢進しやすい.また,治療による安静臥床期間も長く,廃用が進みやすい.そのため,疾患が重症なほど廃用と栄養障害を合併する患者が少なくなく,NSTとリハの両方が必要となりやすい.リハだけ,もしくはNSTだけでADLやQOLを最大限向上させることは難しい.

高齢者の多くはサルコペニアでもともと筋肉量が少ないところに疾患による侵襲や不適切な臨床栄養管理が加わるため,重症でなくてもADLや歩行能力に障害が出やすい.この場合にもNSTとリハの両方を必要とすることが多い.これらよりNSTとリハの関連は強いため,急性期病院ではPT・OT・STのNSTへの参画が望ましい.

回復期リハ病棟では,2020年の診療報酬改定において,入院料1の施設基準に専任の常勤管理栄養士1名の配置が必須とされ,入院料2〜6の施設基準に専任の常勤管理栄養士が1名以上配置されていることが望ましいとされた.その際,管理栄養士がリハ総合実施計画などの作成に参画することや,管理栄養士を含む医師,看護師その他医療従事者が計画に基づ

く栄養状態の定期的な評価や計画の見直しを行うことなども求められている．リハカンファレンスでは，「リハからみた栄養」と「栄養からみたリハ」の両者を話し合うことが望ましい．

チーム形態の種類

　リハでは医療チームの形態を，古典的医療型（medical model），多職種参加型（multidisciplinary team），多職種連携型（interdisciplinary team），超職種型（transdisciplinary team）の4種類に分類している（**図1**）[4]．古典的医療型と多職種参加型は医師中心のチーム形態であり，NSTや嚥下チーム，リハ栄養チームには向いていない．

　多職種連携型は，医師とその他の職種は対等な関係であり継続的に連携していて，各職種の業務の境界が明確である．ある職種がチームにいない場合に，その職種の領域を他の職種がカバーすることはない．そのため，多くの職種がチームにそろっていることが求められるチーム形態である．また，常に一定の役割しか担当しないため，チームメンバーの現場での学習機会は少ない．

　超職種型は，各職種の業務の境界が不明瞭であり職種の壁を超えること，どの職種のチームであっても必要な領域はすべてカバーすること，各職種の役割は全体をカバーしながら随時変更することが特徴である（**図2**）．ある職種がチームにいなくても全体をカバーするため，チーム形態として最も質が高い一方，最もマネジメント能力が求められるチーム形態で

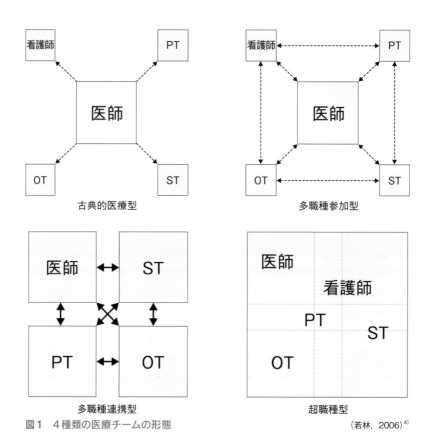

古典的医療型

多職種参加型

多職種連携型

超職種型

図1　4種類の医療チームの形態　　　　　　　　　　　　　　　　　　　　　　　（若林，2006）[4]

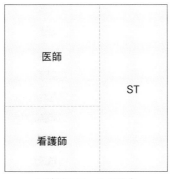
3職種のチームの場合

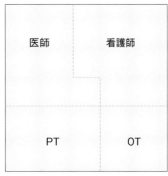
4職種のチームの場合

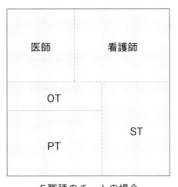
5職種のチームの場合

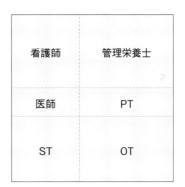
6職種のチームの場合

図2 超職種型の役割分担例

もある.

　NSTやリハ栄養チームには多職種連携型か超職種型が適当である. ただし, NSTは職種の壁を超えたチーム医療と定義されているため, 超職種型が理想と考える. そのためには, NSTにかかわるすべての職種が, NST専門療法士やリハ栄養指導士レベルの知識を有することが必要となる. つまり, リハ栄養ケアプランの立案能力まで求められる.

　リハ栄養アセスメントと比較して, リハ栄養ケアプランの立案はかなり難しい. しかし, チームメンバーの現場での学習機会は多く, うまくマネジメントできれば多職種参加型より格段に学習して成長することができる.

PT・OT・STの役割

　すべてのPT・OT・STに求められる役割と, 超職種型のNSTに参画しているPT・OT・STに求められる役割は多少異なる (**表2**). 前者では基本的な臨床栄養管理の流れを理解していればよい. ただし, ベッドサイドで可能な摂食嚥下機能の評価は必須である. また, 活動量, 筋緊張, 不随意運動を考慮したうえで活動係数を決定するのは, PT・OT・STが最適である. NSTに参加しても役割がわからないPT・OT・STは, まず活動係数設定の役割を担ってもらいたい.

　一方, 後者ではリハ栄養指導士やNST専門療法士レベルの知識と技能が求められる.

表2　PT・OT・STの役割

すべてのPT・OT・STの役割
リハ栄養スクリーニング
リハ栄養アセスメント
ベッドサイドで可能な摂食嚥下機能評価
ADL評価，食事動作と姿勢の評価
機能改善を目標とした機能訓練の可否の判断

超職種型NSTのPT・OT・STの役割
上記の全項目に加え，
病状と病態栄養の把握
摂食嚥下訓練
リハ栄養ケアプラン立案
モニタリングと効果判定
NSTのチームマネジメント
院内外でのリハ栄養の教育と普及
リハ栄養の研究

PT・OT・STに限らず，職種の壁を超えて学習，行動することは決して容易ではない．しかし，現場で活躍している医療人には，職種の壁を超えている人が多い．PT・OT・STがリハ栄養指導士やNST専門療法士レベルの知識と技能を身につければ，活躍できる可能性が高いと考える．ADLやQOLを向上させるための手段の一つとして，リハ栄養管理を学習，実践してもらいたい．

リハビリテーション栄養の実践

　リハ栄養の実践で難しいのは，病院，施設，在宅によって最適な実践方法が異なる点である．急性期病院，回復期リハ病院，施設，在宅でのリハ栄養実践例を**表3**に示す[5]．リハ栄

表3　セッティング別のリハビリテーション栄養実践例

セッティング	リハビリテーション栄養実践例
急性期病院	・NSTにPT・OT・STが参加する． ・嚥下チームにPT・OT・看護師・薬剤師・管理栄養士・歯科衛生士が参加する． ・呼吸ケアチームに管理栄養士・薬剤師が参加する． ・リハカンファレンスに管理栄養士・薬剤師・歯科衛生士が参加する． ・PT・OT・ST・管理栄養士などを病棟配属にする． ・2職種以上でリハ栄養を話し合う機会をつくる．
回復期リハ病院	・リハカンファレンスに管理栄養士・薬剤師・歯科衛生士が参加する． ・管理栄養士・歯科衛生士を病棟配属にする． ・NSTにPT・OT・STが参加する． ・2職種以上でリハ栄養を話し合う機会をつくる．
施設	・2職種以上でリハ栄養を話し合う機会をつくる． ・ケースカンファレンスにPT・OT・ST・管理栄養士が参加する． ・NST，嚥下チーム，リハ栄養チーム（リハNST）をつくり，できるだけ多くの職種が参加する． ・1職種（1人）で，できる範囲で実践してみる．
在宅	・2職種以上でリハ栄養を話し合う機会をつくる． ・訪問栄養指導を行う管理栄養士と連携する． ・訪問看護師や訪問リハを行うPT・OT・STと連携する． ・地域一体型NSTをつくり，できるだけ多くの職種が参加する． ・地域でのリハ栄養モデルをつくる． ・1職種（1人）で，できる範囲で実践してみる．

養に関心のある人がまわりにほとんどいない場合には，2職種以上でリハ栄養を話し合う機会をつくることが，第一歩となる．

　リハ栄養は一施設で完結することは少ないので，地域連携が必要である．リハ栄養の情報共通ツールの一つとして，リハ栄養サマリー（**図3**）の活用が有用である[6]．

文献
1) Kokura Y et al：Impact of a multidisciplinary rehabilitation nutrition team on evaluating sarcopenia, cachexia and practice of rehabilitation nutrition. *J Med Invest* **64**：140-145, 2017.
2) Sakai T et al：Nutrition Support Team Intervention Improves Activities of Daily Living in Older Patients Undergoing In-Patient Rehabilitation in Japan：A Retrospective Cohort Study. *J Nutr Gerontol Geriatr* **36**：166-177, 2017.
3) 高山仁子・他：回復期リハ病棟における栄養状態とFIMの関連性―回復期リハ病棟協会栄養委員施設調査. 静脈経腸栄養 **28**：307, 2013.
4) 若林秀隆：脳卒中急性期の嚥下機能障害と嚥下リハビリテーション. *MB Med Reha* **66**：77-85, 2006.
5) 若林秀隆：リハビリテーション栄養を始めるにあたって. 実践リハビリテーション栄養（日本リハビリテーション栄養研究会，若林秀隆編），医歯薬出版，2014, p3.
6) 二井麻里亜，中原さおり：リハビリテーション栄養サマリーの作成. 臨床栄養臨時増刊号 管理栄養士のためのリハビリテーション栄養（若林秀隆，西岡心大編），医歯薬出版，2014, pp565-567.

ⓒⓛ ⓤⓘ ⓝ ⓝ リハビリテーション栄養指導士

　日本リハ栄養学会では，2019年からリハ栄養指導士制度を開始した．対象となる職種は医師，歯科医師，歯科衛生士，管理栄養士，看護師，理学療法士，作業療法士，言語聴覚士，薬剤師，臨床検査技師，社会福祉士，介護福祉士など日本の医療・福祉に関する国家資格を有する方である．申請要件は以下のとおりである．
(1) 日本リハ栄養学会の正会員A（有料会員）で年会費を完納していること．
(2) TNT-Rehabilitationを受講していること．
(3) 日本リハ栄養学会学術集会（研究会時代も含む）で筆頭演者として1回，発表していること．
(4) リハ栄養に関する査読付き論文が筆頭著者もしくは連絡著者として1本あること，もしくはリハ栄養ケアプロセスを使用した症例レポートを申請時に提出すること．

　いわゆるペーパーテストはなく，論文もしくは症例レポートで合否判定される．2019年の第1回リハ栄養指導士試験には，私を含めて26名が合格した．リハ栄養に興味のある方は，ぜひリハ栄養指導士の取得を目指してほしい．

リハビリテーション栄養サマリー

医療機関名　　　　　　　　　　　　　　　　　　　平成　　　年　　　月　　　日

患者氏名	様　□男性　□女性　年齢　　歳
主病名	□脳梗塞　□脳出血　□大腿骨近位部骨折　□誤嚥性肺炎　□（　　　　　　）
併存疾患	□COPD　□慢性心不全　□認知症　□うつ　□褥瘡　□その他 （　　　　　　　　　　　　　　　　　　　　　　　　　　　）

	入院時評価	退院時評価
検査データ	（検査日　　年　　月　　日） Alb　　g/dl　CRP　　mg/dl Hb　　g/dl　その他	（検査日　　年　　月　　日） Alb　　g/dl　CRP　　mg/dl Hb　　g/dl　その他
身体　測定値	身長　　cm　体重　　kg AC　　cm　TSF　　mm　CC　　cm 握力　右　　kg　　左　　kg 歩行速度　　m/s（歩行不可の場合は0）	身長　　cm　体重　　kg AC　　cm　TSF　　mm　CC　　cm 握力　右　　kg　　左　　kg 歩行速度　　m/s（歩行不可の場合は0）
嚥下障害レベル	Lv.	Lv.
FIM	（運動　　点）（認知　　点）	（運動　　点）（認知　　点）
備考		

サルコペニア判定	□有　□無 原因（複数可）　□加齢　□栄養　□　活動　□疾患 （　　　　　　　　　　　　　　　　　　）

リハ内容	□機能維持目標　　□機能改善目標 　内容（複数可）　□持久力訓練（□高負荷　□低負荷） 　　　　　　　　□筋力増強訓練（□高負荷　□低負荷）　□その他（　　　）
栄養管理	給与栄養量：エネルギー　　　　kcal　　たんぱく質　　　　g 　　　　　（SF　　　　AF　　　　エネルギー蓄積量　　　kcal） 栄養補給法：□経口　□経腸栄養（□経鼻　□胃瘻）□経静脈栄養　□その他（　　） 摂取状況：□良好　□不良（　　割程度摂取） 食事内容： 嚥下調整食分類コード：□0j　□0t　□1j　□2-1　□2-2　□3　□4 　　　　　　　　　　　□濃いとろみ　□中間のとろみ　□薄いとろみ
口腔状態	□良好　□不良　□その他　（　　　　　　　　　　　） □義歯あり（□使用　□未使用　□適合　□不適合）□義歯なし □専門的口腔ケア実施　□歯ブラシ　□歯間ブラシ　□舌ブラシ　□スポンジブラシ　□保湿剤
備考	

リハ栄養管理上の問題点

問い合わせ先
　　施設名
　　住所　〒
　　Tel　　　　　　　　FAX　　　　　　　　作成者：所属：氏名

図3　リハビリテーション栄養サマリー

リハビリテーション栄養ではICFによる機能評価に基づき予後予測，ゴール設定を行い，QOLを最大限向上することをめざします。
リハからみた栄養、栄養からみたリハの双方の視点からリハ，栄養のプラン作成，実施を行う際の資料としてリハ栄養サマリーをご使用ください。下記にサマリー内に記載のある評価，用語等の詳細を記載していますので，参考にしてください。

●AWGS2019サルコペニア診断アルゴリズム

| 症例の抽出 | ・下腿周囲長（CC）（男性＜34cm，女性＜33cm）・or SARC-F≧4・or SARC-CalF≧11 |

| 評価 | 筋力握力（男性＜28kg，女性＜18kg） | or | 身体機能・5回椅子立ち上がりテスト（≧12秒） |

サルコペニアの可能性 ------→ 評価

確定診断のため紹介

●サルコペニア分類

原発性サルコペニア	加齢以外の原因なし
活動に関連したサルコペニア	ベッド上安静，ライフスタイルに起因する（廃用性筋萎縮含む）
栄養に関連したサルコペニア	エネルギー，たんぱく質の摂取量不足に起因する（神経性食思不振症含む）
疾患に関連したサルコペニア	進行した臓器不全（心臓，肺，肝臓，腎臓，脳）炎症疾患，悪性疾患，内分泌疾患に起因する（侵襲，甲状腺機能亢進症，多発性筋炎などを含む）

●サルコペニア肥満（低筋肉型肥満）
　特にADLや歩行制限を認めやすい。
　体重，BMI，上腕周囲長では見落としやすい。
　握力や歩行速度などの身体機能評価に注意が必要。

●機能訓練の内容
　機能維持…飢餓，侵襲異化期，不応性悪液質のとき
　機能改善…上記以外の場合

●エネルギー蓄積量
　目標体重に到達するために必要となるエネルギー付加量を示す

●嚥下障害レベル
【経口摂取なし】
Lv.1：嚥下訓練を行っていない
Lv.2：食物を用いない嚥下訓練を行っている
Lv.3：ごく少量の食物を用いた嚥下訓練を行っている

【経口と代替栄養】
Lv.4：1食分未満の嚥下食を経口摂取しているが代替栄養が主体
Lv.5：1-2食の嚥下食を経口摂取しているが代替栄養が主体
Lv.6：3食の嚥下食経口摂取が主体で不足分の代替栄養を行っている

【経口のみ】
Lv.7：3食の嚥下食を経口摂取している代替栄養は行っていない
Lv.8：特別食べにくいものを除いて3食経口摂取している
Lv.9：食物の制限はなく，3食を経口摂取している

【正常】
Lv.10：摂食嚥下障害に関する問題なし（正常）

●嚥下調整食分類コード・とろみ

0j	均質で付着性・凝集性・硬さに配慮したゼリー。離水が少なくスライス状にすくうことが可能なもの
0t	均質で付着性・凝集性・硬さに配慮したとろみ水
1j	均質で付着性・凝集性・硬さ・離水に配慮したゼリー・プリン・ムース状のもの
2-1	ピューレ・ペースト・ミキサー食など，均質でなめらかでべたつかず，とまりやすいもの，スプーンですくってたべることが可能なもの
2-2	ピューレ・ペースト・ミキサー食などぺたつかず，まとまりやすいもので不均質なものも含む。スプーンですくってたべることが可能なもの
3	形はあるが，押しつぶしが容易，食塊形成や移送が容易，咽頭でばらけず嚥下しやすいように配慮されたもの。多量の離水がない
4	硬さ・ばらけやすさ・貼りつきやすさなどのないもの。箸やスプーンで切れるやわらかさ
濃いとろみ	スプーンを傾けても形状がある程度保たれ流れにくい（粘度300〜500mPas）
中間のとろみ	スプーンを傾けるととろとろと流れる（粘度150〜300mPas）
薄いとろみ	スプーンを傾けるとすっと流れ落ちる（粘度50〜150mPas）

図3　つづき

（二井・他，2014）[6]を改変

COLUMN 在宅リハビリテーション栄養

　近年，経腸栄養や中心静脈栄養を在宅で行う患者が増えている．同時に在宅リハ栄養を要する患者も増えている．筆者は週1回在宅リハにかかわっているが，リハ栄養の話や介入をすることが少なくない．たとえば徐々に歩行困難となり自宅で転倒することが増えたので，住環境整備の依頼で訪問したケースは，身長160cm，体重27kgであった．1日1回だけ栄養剤にトロミをつけて飲むが，消化されずそのまま排便していた．四肢MMTは2レベルで，その原因は原疾患よりも飢餓と判断した．当然，住環境整備よりも入院による栄養改善が必要なので，翌日入院していただいた．

　ほかにも栄養改善のための食事指導，栄養剤の提案，嚥下食指導，トロミのつけ方の指導なども行っている．これらと適切な機能訓練，福祉用具導入，住環境整備を同時に行うことで，予測以上にADLやQOLが向上することがある．在宅では入院・入所以上に，PT・OT・STにリハ栄養ケアプロセスの実施が求められる．

Chapter — 2

リハビリテーション栄養
ケアプロセス

1 リハビリテーション栄養ケアプロセスとは

内容のポイント

- ▶ 成果を生むために既存の知識をいかに適用するかを知るための知識がマネジメントである.
- ▶ PT・OT・STには，マネジメント能力，問題発見・解決能力，コミュニケーション能力，生涯学習能力が求められる.
- ▶ リハ栄養ケアプロセスとは，障害者やフレイル高齢者の栄養状態・サルコペニア・栄養素摂取・フレイルに関連する問題に対して，質の高いリハ栄養ケアを行うための体系的な問題解決手法である.
- ▶ リハ栄養ケアプロセスは，リハ栄養アセスメント・診断推論，リハ栄養診断，リハ栄養ゴール設定，リハ栄養介入，リハ栄養モニタリングの5つのステップで構成される.
- ▶ 栄養状態は，意識，血圧，脈拍，呼吸，体温と同様にリハのバイタルサインである.

マネジメント

　マネジメントとは何か．「現代マネジメントの父」といわれるドラッカーは，次のようにいっている．「成果を生むために既存の知識をいかに適用するかを知るための知識がマネジメントである」[1].

　栄養学，リハ栄養学，リハ医学，理学療法学，作業療法学，言語聴覚療法学の知識は年々増えている．一方臨床現場には，低栄養状態のために十分な訓練効果を出せない患者が数多くいる．そこでリハ栄養学などの知識を用いて，栄養状態を改善して訓練効果を高め，身体機能，活動，参加，QOLなどの最大限の向上という成果を出すために，マネジメントの概念をもち込んだ．これがリハ栄養ケアマネジメントである．つまり，リハ栄養学の専門知識とともにマネジメントを理解して実践することで，ADLやQOLがさらに向上する.

　マネジメントは施設長や部長などの管理職にとって，より必要なスキルである．そして，すべてのPT・OT・STにチームマネジメント，セルフマネジメント，個々の患者に対するマネジメントが必要である．臨床業務を行っていれば，意識していなくてもこれら3つのマネジメントを毎日実践しているはずである．目的，目標，問題点，成果，自己実現とともに，時間管理，貢献，強み，集中，意思決定を意識しながら仕事することで，質の高い成果を出せるようになる[2].

表1　PT・OT・STに必要な能力

- ・PT・OT・STの専門領域の知識，技能
- ・マネジメント能力
  チームづくり，組織開発，リーダーシップ，知識管理，キャリア開発，時間管理など
- ・問題発見・解決能力
  EBCP (evidence based clinical practice)，臨床研究，仮説思考など
- ・コミュニケーション能力
  ファシリテーション，コーチング，プレゼンテーション，執筆，交渉，IT，英語など
- ・生涯学習能力
  教育，成人学習理論，経験学習モデル，認知心理学など

セルフマネジメント

　PT・OT・STは知識労働者であり，質の高い成果を出すにはセルフマネジメントが求められる．セルフマネジメントに有用な概念として，FD (Faculty Development) がある．FDとは個人にとって，所属する組織の価値観，方向性をふまえたうえでその組織内における自らの価値を高め，かつ自己実現を行うことで自らも組織も利する (win-win) 結果を得るための自己能力獲得，向上のための活動である[3]．

　専門領域の知識や技能をたくさん身につけても，それだけで十分な成果を出すことは難しい．FDはPT・OT・STを含め，すべての医療人に必要な能力である．具体的に必要と考えられる能力を**表1**に示す．これらの基本的な内容を習得することが望ましい．

　問題発見・解決能力は，臨床業務のなかで極めて重要である．問題とは，現状とあるべき姿の差と定義される．つまり，適切な機能評価 (現状認識) と予後予測 (あるべき姿の予測) が必要である．機能評価で抽出した問題点もしくはゴール設定が間違っていれば，リハ栄養のアプローチも当然間違ったものになる．問題発見，原因追究，対策立案・実施，新たな問題の発見と，問題発見・解決のサイクルを数多く回すことが重要である．EBCPやEBRN (コラム，37頁参照) や臨床研究も問題発見・解決能力に含まれる．

　コミュニケーション能力は，狭義では患者とのコミュニケーションや多職種でのチーム医療で欠かせない．広義では学会発表，論文執筆もコミュニケーション能力である．英語を苦手とするPT・OT・STは少なくないが，1つの専門領域で卓越した成果を上げるためには一定の英語能力が求められる．文献検索で使用するGoogle Scholar (http://scholar.google.co.jp/) やPubMed (http://www.ncbi.nlm.nih.gov/pubmed) では，キーワード (例：sarcopenia) を登録しておくと，キーワードを含む最新の論文タイトルなどをメールで送付してくれるアラート機能がある．関心のある領域のキーワードを登録して，アラート機能で送付されたメールを読むことを習慣化すれば，関心領域と英語の学習になる．

　生涯学習能力は，時代遅れのPT・OT・STにならないために必須の能力である．人は教えるときに最もよく学ぶので，教える機会を自らつくることが大切である．世のなかには経験から学習できる人と学習できない人がいる．行動・経験したことを振り返り内省して，経験から得たことを自分の言葉で教訓や仮説として，新たな計画を立案して行動・経験する経験学習モデルをより多くまわすことで，多くのことを学習できる．そうすれば，有資格者が今後さらに急増しても，PT・OT・STとして十分生きていけると考える．

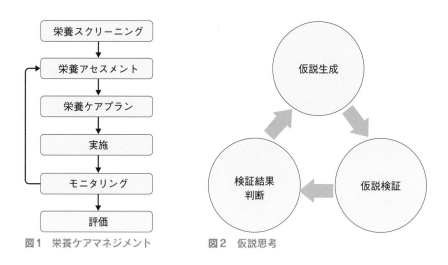

図1 栄養ケアマネジメント　　図2 仮説思考

栄養ケアマネジメント

　栄養ケアマネジメントは，患者の栄養状態を評価し，栄養状態に問題があれば適切な栄養ケアプランを立案，実施して，栄養状態を改善することで，疾患の治療や予防，健康増進に貢献するツールである．臨床栄養管理やNSTで行われてきた．栄養ケアマネジメントの流れを**図1**に示す．管理栄養士の業務が，給食管理と栄養指導から臨床栄養に広がる際に，栄養ケアマネジメントは重要なツールとして活用された．マネジメントサイクルである計画（Plan）→実施（Do）→確認（Check）→対策実行（Act）のPDCAサイクルを，臨床栄養に落とし込んだものである．

　栄養ケアマネジメントで大切な項目はモニタリングである．栄養ケア計画を立案するだけ，実施するだけではいけない．立案する栄養ケア計画はあくまで仮説であり，その仮説が正しいかどうかは実施後に検証して，結果で判断しなければいけない（**図2**）．検証結果の判断で現在の栄養ケア計画を継続するか，新たな栄養ケア計画を立案して実施するかを決める．

　栄養ケアマネジメントの欠点は，栄養の診断とゴール設定が含まれていないことである．栄養ケアマネジメントでは，栄養アセスメントで現状把握を行う．身体計測，検査値，食事摂取量などによる栄養アセスメントは，低栄養や過栄養の把握に有用である．しかし，低栄養や過栄養だった場合に，その原因を考えることまでは求められていない．より詳細に現状把握を行うためには，後述する栄養診断やリハ栄養診断が必要である．栄養ケアマネジメントでは，栄養アセスメントの後にゴール設定なしに，いきなり栄養ケア計画の立案，実施を行う．ゴール設定は，成果を考えることである．ゴール設定をしないで栄養ケア計画の立案，実施を行うことは，成果を考えずに栄養ケアを行うことと同じである．ゴール設定を行うほうが，より質の高い栄養管理を実践できると考える．

栄養ケアプロセス

栄養ケアプロセスとは，アメリカ栄養士会で開発された臨床栄養管理の手法である[4]．栄養アセスメント，栄養診断，栄養介入，栄養モニタリングと評価の4段階で構成される（**図3**）．栄養ケアプロセスの最大の特徴は，栄養診断というステップが追加されたことである．栄養診断することで，栄養状態の現状をより明確に把握できるようにしたことが強みである．

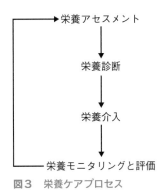

図3　栄養ケアプロセス

栄養診断では，低栄養〔NC（Nutrition Clinical）-4.1〕の原因として，飢餓による低栄養（NC-4.1.1），慢性疾患による低栄養（NC-4.1.2，悪液質），急性疾患・損傷による低栄養（NC-4.1.3，侵襲）が含まれている．つまり，低栄養の原因追究を行うことも求められていて，栄養ケアマネジメントより質の高い問題発見が可能である．

しかし，栄養ケアプロセスにも欠点がある．1つは，基本的に管理栄養士のみで解決できる内容だけが，栄養診断に含まれていることである．そのため，リハ栄養で最も重要な概念であるサルコペニアは，栄養診断に含まれていない．もう1つは，栄養診断の後に栄養のゴール設定のステップが明示されていないことである．実際には，栄養介入のクリティカルシンキングのなかにゴール設定が含まれている．そのため，リハ栄養ケアプロセスの開発を行った．

リハビリテーション栄養ケアプロセス

リハ栄養ケアプロセスとは，障害者やフレイル高齢者の栄養状態・サルコペニア・栄養素摂取・フレイルに関連する問題に対して，質の高いリハ栄養ケアを行うための体系的な問題解決手法である．リハ栄養ケアプロセスは，5段階で構成される（**図4**）[5,6]．

①リハ栄養アセスメント・診断推論：ICF（International Classification of Functioning, Disability and Health，国際生活機能分類）による全人的評価，栄養障害・サルコペニア・栄養素摂取の評価・推論

②リハ栄養診断：栄養障害・サルコペニア・栄養素摂取の過不足

③リハ栄養ゴール設定：仮説思考でリハや栄養管理のSMART（Specific：具体的，Measurable：測定可能，Achievable：達成可能，Relevant：切実・重要，Time-bound：期限が明確）なゴール設定（66頁参照）

④リハ栄養介入：「リハからみた栄養管理」や「栄養からみたリハ」の計画・実施

⑤リハ栄養モニタリング：リハ栄養の視点で栄養状態やICF，QOLの評価

リハ栄養ケアプロセスの強みは，リハ栄養アセスメント・診断推論からリハ栄養診断のステップで現状把握と原因追究を行うことと，リハ栄養ゴール設定のステップであるべき姿を明確にすることで問題を発見することである．これらのステップを順番に進めることで，より質の高いリハ栄養ケアを実践できる．

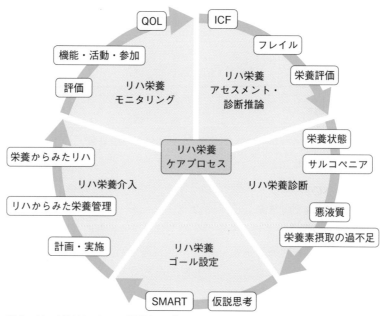

図4 リハビリテーション栄養ケアプロセス

　なお，リハ栄養ケアプロセスおよびリハ栄養の新しい定義は，永野彩乃，西岡心大，若林の3人で構造構成的本質観取[7]の方法で理論的研究を行い開発した[6]．具体的には，①関心を定める，②哲学的構造構成を遂行する，③関心相関的想像変容を遂行する，④本質の原理化を試みる，⑤原理の妥当性を吟味する，の5つのステップで実施した[7]．リハ栄養実践における問題発見・解決の本質・原理になっていると考える．

文献

1) Drucker PF（上田惇生訳）：ポスト資本主義社会（ドラッカー名著集8），ダイヤモンド社，2007.
2) Drucker PF（上田惇生訳）：経営者の条件（ドラッカー名著集1），ダイヤモンド社，2006.
3) 岡田唯男：医師のためのビジネス・スキルをどう学ぶか―faculty developmentの視点から．*JIM* **18**：988-992，2008.
4) Lacey K, Pritchett E：Nutrition Care Process and Model：ADA adopts road map to quality care and outcomes management. *J Am Diet Assoc* **103**：1061-1072, 2003.
5) Wakabayashi H：Rehabilitation nutrition in general and family medicine. *J Gen Fam Med* **18**：153-154, 2017.
6) Nagano A et al：Rehabilitation Nutrition for Iatrogenic Sarcopenia and Sarcopenic Dysphagia. *J Nutr Health Aging* **23**：256-265, 2019.
7) 京極 真：理論的研究の方法論としての構造構成的本質観取．吉備国際大学研究紀要．保健科学部 **21**：19-26，2011.

COLUMN リハビリテーション栄養とEBRN

EBRNとはevidence based rehabilitation nutrition，つまりエビデンスに基づいたリハ栄養である．EBRNには5つのステップがある．

①疑問点の抽出：臨床の疑問をPECOの形にする．PECOとは，Patient（患者），Exposure（曝露，要因），Comparison（比較），Outcome（アウトカム）の頭文字である．リサーチクエスチョンの作成時もPECOの形にする．

②情報の検索：PubMedとGoogle ScholarでP，E，Oをキーワードとして検索する．

③情報の吟味：妥当か，何か，役立つかを吟味する．

④患者への適応：エビデンスだけでなく，患者の意向，医療者の経験，診療の現場の環境も考慮して決定する．

⑤ステップ①～④の振り返り．

リハ栄養の質の高いエビデンスは，不十分ではあるものの増加傾向にある．2018年には，「リハビリテーション栄養診療ガイドライン2018年版」が公開された．本ガイドラインはGRADEシステムで作成しているため，ステップ③は不要である．エビデンスを無視して臨床を行っていては，質の高いリハ栄養実践は不可能である．EBRNを苦手とするPT・OT・STは多いが，継続的に学習してもらいたい．

COLUMN あなたの栄養足りていますか

患者のリハ栄養ケアプロセスができることは重要である．しかし，同時に自分のリハ栄養ケアプロセスも行ってほしい．PT・OT・STのなかには，BMI 18.5以下のるいそうや鉄欠乏性貧血を認める人が少なくない．自分の栄養が足りているかどうか，体重・BMIの変化や健診結果で定期的に確認して，よい栄養状態でよい仕事をしてもらいたい．ちなみに筆者のBMIは22だが，リンパ球数がいつも2,000未満である．

一方，栄養が足りすぎてサルコペニア肥満気味のPT・OT・STもいる．まずはHarris-Benedictの式で自分の基礎エネルギー消費量を標準体重で計算してほしい．次に活動係数1.5～1.7を掛ければ，全エネルギー消費量を計算できる．これを3で割れば1回の食事のエネルギー摂取量の目安となるので，食事の参考にしてほしい．ちなみに筆者の1回の食事量の目安は733kcalである．また，Harris-Benedictの式からわかるように，年齢を重ねると基礎エネルギー消費量が低下することにも留意してもらいたい．

2 リハビリテーション栄養 アセスメント・診断推論

内容のポイント

- ▶ ICF-Dietetics の日本語訳と臨床現場への導入が今後，日本でも重要となる．
- ▶ 身体的フレイルの主な原因は，サルコペニア，低栄養，ポリファーマシーである．
- ▶ 医原性フレイルとは，医療行為，薬剤有害事象，医原性疾患などによるフレイルである．
- ▶ 栄養評価では，検査値より身体計測を重視する．
- ▶ 診断推論では，非分析的思考（直観的思考）と分析的思考の2種類を使い分ける．

リハ栄養アセスメントの代表的な項目は，ICFによる全人的評価（ADL，IADL，QOL），病歴（現病歴・既往歴・併存症：急性/慢性疾患の有無，代謝性疾患など），フレイルの有無とその原因，活動量（生活動作強度，リハ訓練強度，筋緊張の程度など），栄養評価（栄養スクリーニング・アセスメントなど）である[1]．ここではICF，ICF-Dietetics，フレイル，栄養評価，診断推論について解説する．

ICF

ICFは，障害者の生活機能を，健康状態，心身機能・身体構造，活動，参加，個人因子，環境因子の6つの概念に分類して評価するツールである（**図1**）[2]．リハ栄養における全人的評価にはICFの使用を推奨するが，看護診断，患者中心の医療の方法（Patient-Centered Clinical Method；PCCM），高齢者総合機能評価（Comprehensive Geriatric Assessment；CGA）を使用してもよい．ICFはリハ領域で日常的に使用されているツールであるが，心身機能のなかで栄養関連の項目を評価して使用することは少ない．ここでは，ICFの心身機能に含まれている栄養関連の項目を解説する．

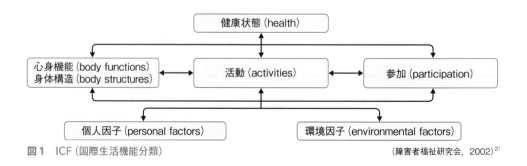

図1 ICF（国際生活機能分類） （障害者福祉研究会，2002）[2]

表1 ICFの心身機能における栄養関連の項目例

b510	摂食機能	b520	同化機能	b539	その他の特定の，および詳細不明の消化器系に関連する機能
b5100	吸引	b525	排便機能		
b5101	咬断	b5250	排便	b540	全般的代謝機能
b5102	臼磨	b5251	便の固さ	b5400	基礎代謝率
b5103	口中での食物の処理	b5252	排便の頻度	b5401	炭水化物代謝
b5104	唾液分泌	b5253	排便の抑制	b5402	蛋白質代謝
b5105	嚥下	b5254	鼓脹	b5403	脂肪代謝
b51050	口腔内嚥下				
b51051	咽頭内嚥下	b530	体重維持機能	b545	水分・ミネラル・電解質バランスの機能
b51052	食道期嚥下	b535	消化器系に関連した感覚	b5450	水分バランス
b5106	逆流と嘔吐	b5350	吐き気	b5451	ミネラルバランス
b515	消化機能	b5351	膨満感	b5452	電解質バランス
b5150	胃腸での食物の移動	b5352	腹部の痙攣感		
b5151	食物の破砕				
b5152	栄養の吸収				
b5153	食物への耐性				

(障害者福祉研究会, 2002)[2]

表2 ICFによる患者の評価例

健康・病気	脳梗塞，高血圧症，糖尿病，誤嚥性肺炎
機能障害	摂食嚥下機能（障害），構音機能（障害），右上下肢機能（片麻痺），高次脳機能（障害），呼吸機能（障害），心理機能（抑うつ状態），消化機能（障害），体重維持機能（障害・るいそう），全般的代謝機能（障害），水分・ミネラル・電解質バランスの機能（障害）
活動制限	食事活動（障害），歩行活動（障害），調理活動（障害），余暇活動（食べ歩き障害），コミュニケーション活動（障害）
参加制約	家庭復帰（困難），趣味（食べ歩き困難），経済（的困窮），レストラン（嚥下障害食なし）
個人因子	52歳男性，外向的，食べることが一番の楽しみ，外食多い
環境因子	1人暮らし，アパート1階，横浜在住，近所に友人多い，介護保険申請中，身体障害者手帳申請中，嚥下障害食の配食サービスなし

ICFの心身機能の第1レベルに，消化器系・代謝系・内分泌系の機能がある．このなかには第2レベルとして，摂食機能，消化機能，同化機能，排便機能，体重維持機能，消化器系に関連した感覚，全般的代謝機能，水分・ミネラル・電解質バランスの機能といった項目が含まれている（表1）[2]．ICFで全人的評価を行う場合には，これらの項目を評価することが望ましい．栄養関連項目の評価が抜けている場合には，ICFを使用していても全人的な評価とはいいがたい．

ICFによる患者の評価例を表2に示す．栄養関連項目も含めて評価している．ICFの図からわかるように，心身機能である栄養関連項目は，他の心身機能・身体構造や，健康・病気，活動，参加，個人因子，環境因子のすべてと関連している．したがって，単に栄養関連の項目を評価するだけでなく，栄養が他の心身機能・身体構造，健康・病気，活動，参加，個人因子，環境因子にどのような影響を与えたり受けたりしているかを考えることが必要である．このように考えることで，より全人的な評価が可能になる．

ICF-Dietetics

オランダ栄養士会は，ICF-Dieteticsを開発した[3]．開発の背景はICFの一部に栄養関連の

項目が含まれているが，それだけでは栄養診断など栄養ケアプロセスとしての用語が不十分であるためであり，ICF-Dieteticsの英語版は，公開されている[4]．栄養ケアプロセスでもICF-Dieteticsでも，栄養診断は可能である[3]．

ICF-DieteticsはICFをベースにしているが，変更点が少なくない．大きな違いは，ICFでのd：活動と参加が，ICF-Dieteticsではa：活動とp：参加に分けられている．また，pf：個人因子のコードがあり，大項目はpf1：社会人口統計学的要因/一般的な個人情報，pf2：機能と解剖学的特性，pf3：疾患に関連した個人因子，pf4：精神的な個人因子，pf5：ライフイベント，pf6：ライフスタイル（pf630：栄養面の習慣，pf635：身体活動など），pf7：仕事に関連した個人因子，pf8：その他の個人因子となっている．

下位項目でもICFとICF-Dieteticsでは，変更点が少なくない．たとえば，b5106：逆流と嘔吐は，ICFの下位項目はないが，ICF-Dieteticsでは下位項目として，b51060：嘔吐，b51061：逆流，b51062：胃食道反射が追加されている．ICFのd5701：食事や体調の管理は，ICF-Dieteticsでは，a5701常食と治療食と体調の管理となっている．さらに，ICFではないが，ICF-Dieteticsではa57010：常食の管理，a57011：治療食の管理，a57012：適切な食行動の実施，a57013：適切な身体活動の管理などの下位項目がある．さらにa57010：常食の管理，a57011：治療食の管理では，さらに多数の下位項目が2段階で存在し，ICF-Dieteticsの重要項目の一つとなっている．

オーストリアの管理栄養士の診療録を，ICF-Dieteticsに当てはめた研究がある[5]．主な記録項目はb130：活力と欲望の機能，b280：痛みの感覚，b515：消化機能，b525：排便機能，b530：体重維持機能，b532：栄養状態（ICFにはなくICF-Dieteticsのみ），b535：消化器系に関連した感覚，d570（ICF-Dieteticsではa570）：健康に注意すること，e110：個人消費用の生産品や物質（食品，薬）であった．このように心身機能に関する記録が多い一方で，参加と環境因子に関する記録が少なかった．そのため，ICF-Dieteticsを臨床現場で適切に実施するためには，参加や環境因子をより意識した生活機能の全人的視点を必要としている[5]．

わが国の病院・施設の栄養管理では栄養ケアプロセスもしくはリハ栄養ケアプロセスが使用されていて，ICF-Dieteticsが使用されている病院・施設はほとんどないと思われる．一方，サウジアラビアのジッダの56病院を対象にした研究では，病院独自の栄養ケアプロセスを使用しているところが35病院（62.5%）と最も多かったが，7病院（12.5%）ではICF-Dieteticsを使用していた[6]．ICF-Dieteticsの診療への導入に関する質的研究では，介入特性，内部環境，外部環境，個人の特性，実施プロセスの5つのテーマが抽出された[7]．また，ICF-Dieteticsを使用した質改善プログラムの実施には，他の職能団体への情報提供，ICF-Dieteticsのコーディングの研修会実施，電子カルテへのICF-Dieteticsの統合，ICF-Dieteticsのゴール設定や評価への適用，学習環境の確立，変化のための個人のゴールの定義が求められる[7]．ICF-Dieteticsの日本語訳と臨床現場への導入が今後，わが国でも重要となる．ただし，ICF-Dieteticsをそのまますべて臨床現場に導入するにはコーディングが細かすぎるため，まずは一部の項目だけ導入するといった工夫が必要と考える．

フレイル

　フレイル（Frailty）とは，加齢のために身体機能を支える恒常性維持機構が低下したことで，ストレスに抗う力が低下し健康障害に対する脆弱性が高まった状態である．身体的フレイルのほかに，精神・心理的フレイル，認知的フレイル，社会的フレイル，オーラルフレイルなどがある．Frailtyには，表現型モデルと累積障害モデルがある．表現型モデルでフレイルを考える場合，フレイルは健常と障害・要介護の中間の状態であり，その前段階としてプレフレイルが存在する．日本語の「フレイル」は，表現型モデルである．一方，累積障害モデルでFrailtyを考える場合，Frailtyは中間の状態から障害を含む．地域在宅高齢者を対象にした統計的レビュー，メタ解析では，身体的フレイルを17.4％，身体的プレフレイルを49.3％に認めた[8]．

　身体的フレイルの主な原因は，サルコペニア，低栄養，ポリファーマシーである．ポリファーマシーとは，単に服用する薬剤数が多いことではなく，それに関連した薬物有害事象のリスク増加，服薬過誤，服薬アドヒアランス低下などの問題につながる状態である．5〜6種類以上の薬剤使用が，ポリファーマシーの一つの目安ではある．しかし10種類以上の薬剤を使用していても，薬物有害事象がなく適切であれば，多剤投与ではあってもポリファーマシーではない．一方，2種類の薬剤使用でも，相互作用による薬物有害事象を認めれば，ポリファーマシーといえる．

　医原性フレイルとは，医療行為，薬剤有害事象，医原性疾患などによるフレイルである．その主な原因は，医原性サルコペニア，医原性低栄養，ポリファーマシーである．加齢によるフレイルは医原性ではない．医原性の有無で分類したフレイルの原因を**表3**に示す．医原性フレイルは急性期病院の入院中に認めることが多いが，外来や在宅でも認めることがある．また，医原性フレイルは高齢者でなくても認めることがあり，生活機能低下の一因として医原性フレイルの可能性を疑うことが重要である．

　身体的フレイルの診断基準（改訂J-CHS基準）を**表4**に示す[9]．ただし，基本的日常生活活動（ADL）に介護を要する場合には，J-CHS基準に該当しても障害・要介護と判断する．認知的フレイルの診断基準は，身体的フレイルと軽度認知障害を合併した場合である．社会的フレイルの明確な診断基準は，現時点で存在していない．Makizakoらは，①独居である

表3　医原性の有無で分類したフレイルの原因

フレイルの原因	医原性でないもの	医原性のもの
身体活動量低下	加齢によるもの，医原性ではない疾患によるもの	病院での「とりあえず安静・禁食」によるもの
食事摂取量低下・低栄養	加齢によるもの，医原性ではない疾患による食思不振	病院での「とりあえず禁食・水電解質輸液のみの点滴」によるもの，薬剤有害事象による食思不振
サルコペニア	加齢によるもの	医原性サルコペニア
オーラルフレイル・義歯不適合	加齢によるもの	病院での「とりあえず義歯外し」によるもの，不適切な義歯製作によるもの
ポリファーマシー	なし	薬剤性フレイル

表4　身体的フレイルの診断基準（改訂J-CHS基準）

①体重減少：6カ月間で2kg以上の（意図しない）体重減少がある場合
②倦怠感：（ここ2週間）わけもなく疲れたような感じがする場合
③握力：利き手の測定で男性28kg未満，女性18kg未満の場合
④歩行速度：1m/秒未満の場合
⑤活動量：「軽い運動・体操（農作業も含む）を1週間に何日くらいしてますか？」および「定期的な運動・スポーツ（農作業を含む）を1週間に何日くらいしてますか？」の2つの問いのいずれも運動をしていない場合
上記の5項目中3項目以上該当すれば身体的フレイル，1〜2項目該当すれば身体的プレフレイルと診断する．

表5　後期高齢者の質問票（フレイル健診）

類型名	No	質問文	回答
健康状態	1	あなたの現在の健康状態はいかがですか	①よい　②まあよい　③ふつう ④あまりよくない　⑤よくない
心の健康状態	2	毎日の生活に満足していますか	①満足　②やや満足 ③やや不満　④不満
食習慣	3	1日3食きちんと食べていますか	①はい　②いいえ
口腔機能	4	半年前に比べて固いものが食べにくくなりましたか ※さきいか，たくあんなど	①はい　②いいえ
	5	お茶や汁物などでむせることがありますか	①はい　②いいえ
体重変化	6	6カ月間で2〜3kg以上の体重減少がありましたか	①はい　②いいえ
運動・転倒	7	以前に比べて歩く速度が遅くなってきたと思いますか	①はい　②いいえ
	8	この1年間に転んだことがありますか	①はい　②いいえ
	9	ウォーキングなどの運動を週に1回以上していますか	①はい　②いいえ
認知機能	10	周りの人から「いつも同じことを聞く」などの物忘れがあるといわれていますか	①はい　②いいえ
	11	今日が何月何日かわからないときがありますか	①はい　②いいえ
喫煙	12	あなたはたばこを吸いますか	①吸っている　②吸っていない ③やめた
社会参加	13	週に1回以上は外出していますか	①はい　②いいえ
	14	ふだんから家族や友人と付き合いがありますか	①はい　②いいえ
ソーシャルサポート	15	体調が悪いときに，身近に相談できる人がいますか	①はい　②いいえ

（はい），②昨年に比べて外出頻度が減っている（はい），③友人の家を訪ねている（いいえ），④家族や友人の役に立っていると思う（いいえ），⑤誰かと毎日会話をしている（いいえ）の5項目のうち，2つ以上に該当する場合を社会的フレイル，1つに該当する場合を社会的プレフレイルとしている[10]．高齢男性の場合，仕事を退職した後の社会的フレイルを契機に，身体的，精神心理的，認知的フレイルが進行しやすい．

　2020年から後期高齢者を対象に，後期高齢者の質問票（フレイル健診）が義務化された．質問表は15項目で構成され，①健康状態，②心の健康状態，③食習慣，④口腔機能，⑤体重変化，⑥運動・転倒，⑦認知機能，⑧喫煙，⑨社会参加，⑩ソーシャルサポートに分類される（表5）．これらのうち，喫煙以外に該当する場合には，フレイルの可能性を疑うべきである．

表6　フレイル診療ガイド2018年版（栄養）

クリニカルクエスチョン14：フレイルと栄養（素）・食事との関係はあるのか？
・栄養状態はフレイルと関連がある（エビデンスレベル：E-2・症例対照研究・横断研究）．
・微量栄養素，特に血清ビタミンD低値はフレイルのリスクとなる（エビデンスレベル：E-1b・コホート研究）．
・地中海食をはじめバランスの取れた良質な食事はフレイルを予防する可能性がある（エビデンスレベル：E-1b・コホート研究，推奨レベル：B・弱い推奨）．
クリニカルクエスチョン15：フレイルに対する栄養介入の効果はあるのか？
・栄養教育，栄養補助食による単独介入の効果は弱く推奨する（エビデンスレベル：1・質の高いものを除いたランダム化比較試験およびそれらのメタ解析・系統的レビュー，推奨レベル：B・弱い推奨）．
・運動療法と栄養補助製品との併用療法は推奨する（エビデンスレベル：1+・質の高いランダム化比較試験およびそれらのメタ解析・系統的レビュー，推奨レベル：A・強い推奨）．

　2018年に「フレイル診療ガイド2018年版」が発表された[7]．このなかには，身体的フレイルと栄養に関連したクリニカルクエスチョンが2つある（**表6**）．バランスの取れた良質な食事は，身体的フレイル予防として弱く推奨されている．身体的フレイルに対する栄養介入は，栄養教育，栄養補助食による単独介入が弱く推奨されている．一方，運動療法と栄養補助製品との併用療法は，強く推奨されている．そのため，身体的フレイルに対する栄養療法は重要であるが，栄養療法単独より運動療法と併用したリハ栄養が望ましい．

栄養評価

　リハを要するフレイル高齢者や障害者には全例，栄養評価を実施してよいと考える．ただし，一部の方にのみ詳細な栄養評価を行いたい場合には，最初に栄養スクリーニングや嚥下スクリーニングを実施してもよい．栄養スクリーニングには簡易栄養状態評価表（mini nutritional assessment short form；MNA®-SF），嚥下スクリーニングにはEating Assessment Tool-10（EAT-10）を推奨する．

1）MNA®-SF

　MNA®-SF（**図2**）は，65歳以上の高齢者の栄養スクリーニングと栄養アセスメントに用いられる[12-15]．体重および体重減少が不明でも点数をつけることができるのが特徴であり，在宅でも使用しやすい．過去3カ月間の食事量減少，過去3カ月間の体重減少，自力歩行，過去3カ月間の精神的ストレスと急性疾患，神経・精神的問題，BMI（BMIが測定できない場合のみ下腿周囲長）の6項目を評価する．14点満点で12〜14点なら栄養状態良好，8〜11点なら低栄養のおそれあり，0〜7点以下なら低栄養と判定する．

　なお著明な浮腫を認める患者では，浮腫による体重増加でMNA®-SFの得点が実際の栄養状態より高くなる場合がある．この場合，検査値でも評価することが望ましい．また，MNA®-SFでは過栄養・肥満の評価が困難であるため，BMIで過栄養・肥満を評価する．

2）EAT-10

　EAT-10（**図3**）は10項目の質問で構成され，それぞれ5段階（0点：問題なし，4点：ひどく問題）で回答する嚥下の自記式質問紙である[16]．合計点数が3点以上であれば嚥下の効率や安全性に問題があるかもしれないと判定する．EAT-10を実施できない場合もしくはEAT-10で3点以上の場合，摂食嚥下機能に問題を認める可能性が高いため[17]，摂食嚥下障害の

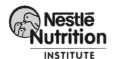

簡易栄養状態評価表
Mini Nutritional Assessment-Short Form
MNA®

氏名:

| 性別: | 年齢: | 体重: | kg 身長: | cm 調査日: |

下の□欄に適切な数値を記入し、それらを加算してスクリーニング値を算出する。

スクリーニング

A 過去3ヶ月間で食欲不振、消化器系の問題、そしゃく・嚥下困難などで食事量が減少しましたか？
0 = 著しい食事量の減少
1 = 中等度の食事量の減少
2 = 食事量の減少なし

B 過去3ヶ月間で体重の減少がありましたか？
0 = 3 kg 以上の減少
1 = わからない
2 = 1〜3 kg の減少
3 = 体重減少なし

C 自力で歩けますか？
0 = 寝たきりまたは車椅子を常時使用
1 = ベッドや車椅子を離れられるが、歩いて外出はできない
2 = 自由に歩いて外出できる

D 過去3ヶ月間で精神的ストレスや急性疾患を経験しましたか？
0 = はい　　　2 = いいえ

E 神経・精神的問題の有無
0 = 強度認知症またはうつ状態
1 = 中程度の認知症
2 = 精神的問題なし

F1 BMI (kg/m^2) : 体重(kg)÷身長(m)^2
0 = BMI が19 未満
1 = BMI が19 以上、21 未満
2 = BMI が21 以上、23 未満
3 = BMI が 23 以上

BMI が測定できない方は、F1 の代わりに F2 に回答してください。
BMI が測定できる方は、F1 のみに回答し、F2 には記入しないでください。

F2 ふくらはぎの周囲長(cm) : CC
0 = 31cm未満
3 = 31cm以上

スクリーニング値
(最大：14ポイント)

12-14 ポイント:　　栄養状態良好
8-11 ポイント:　　低栄養のおそれあり (At risk)
0-7 ポイント:　　低栄養

より詳細なアセスメントをご希望の方は、**www.mna-elderly.com** にありますMNAフルバージョンをご利用ください。

Ref.　Vellas B, Villars H, Abellan G, et al. *Overview of the MNA® - Its History and Challenges.* J Nutr Health Aging 2006;10:456-465.
Rubenstein LZ, Harker JO, Salva A, Guigoz Y, Vellas B. *Screening for Undernutrition in Geriatric Practice: Developing the Short-Form Mini Nutritional Assessment (MNA-SF).* J. Geront 2001;56A: M366-377.
Guigoz Y. *The Mini-Nutritional Assessment (MNA®) Review of the Literature - What does it tell us?* J Nutr Health Aging 2006; 10:466-487.
® Société des Produits Nestlé, S.A., Vevey, Switzerland, Trademark Owners
© Nestlé, 1994, Revision 2009. N67200 12/99 10M
さらに詳しい情報をお知りになりたい方は、**www.mna-elderly.com** にアクセスしてください。

図2　MNA® Short Form　　　　　　　　　　　　　　　(http://www.mna-elderly.com/より引用)

嚥下スクリーニングツール(簡易嚥下状態評価票)使用説明書

EAT-10で、あなたの嚥下(飲み込み)機能の状態を評価することができます。
評価を始める前に、この説明書をよく読んで、説明に従って評価を進めてください。
(評価は4～5分で終了します)

A まず、評価票の1～10の質問について、下記を参考にお答えください。
答えは、0～4の中であなたの考えに最も近いものを選んで数字を記入してください。

● 質問1について:
あなたはこの3カ月の間に、飲み込みの問題が原因で
体重が減少しましたか?

0:問題なし (体重は減少していない)
1: (よくわからない)
2: (この3カ月間で、0～1kg体重が減少した)
3: (この3カ月間で、1～3kg体重が減少した)
4:ひどく問題(この3カ月間で、3kg以上体重が減少した)

● 質問2について:
この3カ月の間に、飲み込みの問題が原因で、自宅や病院/施設での
食事以外は食べたくないと思ったことがありますか?

0:問題なし (全くそう思わなかった)
1: (めったにそうは思わなかった)
2: (ときどきそう思うことがあった)
3: (よくそう思った)
4:ひどく問題(いつもそう思った)

● 質問3～質問8について:
現在の生活の中で、あなたはどの程度そう感じますか?

0:問題なし (全くそうは感じない または、そういう問題はない)
1: (めったにそうは感じない)
2: (ときどきそう感じることがある)
3: (よくそう感じる)
4:ひどく問題(いつもそう感じる)

● 質問9について:
あなたは食事をする時に、咳が出ますか?

0:問題なし (全く出ない)
1: (めったに出ない)
2: (ときどき出ることがある)
3: (よく出る)
4:ひどく問題(いつも出る)

● 質問10について:
あなたは飲み込む時に(精神的な、または身体的な)
ストレスを感じますか?

0:問題なし (全くそうは感じない または
そういう問題はない)
1: (めったにそうは感じない)
2: (ときどきそう感じることがある)
3: (よくそう感じる)
4:ひどく問題(いつもそう感じる)

B 次に、各質問でお答えいただいた数字の合計を、あなたの合計点数として
空欄に記入してください。(最高40点)

C 合計点数が3点以上の場合、嚥下(飲み込み)機能について
専門の医師にご相談することをお勧めします。

以上でEAT-10による評価は終了です。お疲れさまでした。

参考文献:EAT-10の有効性と信頼性については以下の論文で詳細に説明されています。
Belafsky PC, Mouadeb DA, Rees CJ, Pryor JC, Postma GN, Allen J, Leonard RJ. Validity and Reliability of the Eating Assessment Tool (EAT-10). Annals of Otology, Rhinology & Laryngology 2008; 117(12):919-924.

図3 EAT-10

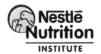

EAT-10（イート・テン）
嚥下スクリーニングツール

氏名:		性別:		年齢:		日付:	年	月	日

目的

EAT-10は、嚥下の機能を測るためのものです。
気になる症状や治療についてはかかりつけ医にご相談ください。

A. 指示

各質問で、あてはまる点数を四角の中に記入してください。
問い:以下の問題について、あなたはどの程度経験されていますか?

質問1:飲み込みの問題が原因で、体重が減少した
0=問題なし
1
2
3
4=ひどく問題

質問2:飲み込みの問題が外食に行くための障害になっている
0=問題なし
1
2
3
4=ひどく問題

質問3:液体を飲み込む時に、余分な努力が必要だ
0=問題なし
1
2
3
4=ひどく問題

質問4:固形物を飲み込む時に、余分な努力が必要だ
0=問題なし
1
2
3
4=ひどく問題

質問5:錠剤を飲み込む時に、余分な努力が必要だ
0=問題なし
1
2
3
4=ひどく問題

質問6:飲み込むことが苦痛だ
0=問題なし
1
2
3
4=ひどく問題

質問7:食べる喜びが飲み込みによって影響を受けている
0=問題なし
1
2
3
4=ひどく問題

質問8:飲み込む時に食べ物がのどに引っかかる
0=問題なし
1
2
3
4=ひどく問題

質問9:食べる時に咳が出る
0=問題なし
1
2
3
4=ひどく問題

質問10:飲み込むことはストレスが多い
0=問題なし
1
2
3
4=ひどく問題

B. 採点

上記の点数を足して、合計点数を四角の中に記入してください。　　　　　合計点数（最大40点）

C. 次にすべきこと

EAT-10の合計点数が3点以上の場合、嚥下の効率や安全性について専門医に相談することをお勧めします。

図3　つづき　　　　　　　　　　　　　　　　　　　　　　　　（http:www.nestlehealthscience.jp／より引用）

スクリーニングに有用である（50頁参照）．また，EAT-10で3点以上の場合，低栄養や日常生活活動制限を認めることが多い[18]．

身体計測

身体計測の栄養評価では，体重が最も重要である．現体重とBMI（body mass index）だけでなく，体重減少率と通常体重比も確認する（表7〜9）．これらも考慮したうえで，訓練内容を検討する．たとえば現体重でBMIが18.5以下でも，体重が増加傾向であれば機能改善を目指した訓練を実施できる．一方，現体重でBMIが25以上でも，ダイエットなどの意図のない体重減少が著明な場合には，機能維持を目標とした訓練に留めておく．

体重減少率は栄養障害の予後判定に有用である．体重は最も有用な身体計測であるにもかかわらず，寝たきり患者などでは測定されていないことが多い．これらについては，PT・OT・STがすべてのリハ患者に必ず確認する．もし病棟で体重が測定されていなければ，病棟での体重測定を依頼するか，PT・OT・STで体重を測定する．

どうしても体重を測定できない場合，基礎エネルギー消費量を計算するために標準体重を算出する．標準体重はBMI 22を標準とした場合，

標準体重＝身長（m）×身長（m）×22

で求めることができる．ただし，切断患者では切断の分だけ標準体重が少なくなる．総体重に対して表10の標準体重補正で計算する．上腕切断は肩関節離断と肘関節離断の中央値，前腕切断は肘関節離断と手関節離断の中央値，大腿切断は股関節離断と膝関節離断の中央値，下腿切断は膝関節離断と足関節離断の中央値を記載している．つまり，上腕，前腕，大腿，下腿で体積がほぼ中央となる位置で切断した場合は，これらの数値で体重補正すればよい．断端長がより長い場合には体重補正の数値は小さくなり，断端長がより短い場合には体重補正の数値は大きくなる．

体重以外によく用いられる身体計測の項目には，上腕周囲長（arm circumference；AC，**図4**），上腕三頭筋皮下脂肪厚（triceps skinfolds；TSF）（**図5**），下腿周囲長（calf circumference；CC，**図6**）がある．下腿周囲長は，筋肉量の目安となり，男

表7　BMI

BMI＝現体重（kg）÷身長（m）÷身長（m）
判定
低体重：18.5未満 **普通体重：18.5以上25.0未満** **肥満（1度）：25.0以上30.0未満** **肥満（2度）：30.0以上35.0未満** **肥満（3度）：35.0以上40.0未満** **肥満（4度）：40.0以上** たとえば168cm，62kgの場合 62÷1.68÷1.68≒22.0

表8　体重減少率

体重減少率（%）＝（通常体重−現体重）÷通常体重 ×100
判定
1週間で2%，1カ月で5%，3カ月で7.5%，6カ月で10%以上減少すれば，中等度以上の栄養障害の疑い． たとえば通常体重60kgだった人が1カ月で55kgに減少した場合， （60−55）÷60×100＝8.3%→中等度以上の栄養障害疑い

表9　通常体重比

通常体重比（%）＝現体重÷通常体重×100
判定
85〜95%：軽度栄養障害 75〜84%：中等度栄養障害 74%以下：重度栄養障害 たとえば通常体重60kgだった人が現体重46kgの場合， 46÷60×100＝76.7%→中等度栄養障害

表10　切断時の標準体重補正

一側上肢切断	
肩関節離断	：6.5%
上腕切断	：4.8%±α（断端長で異なる）
肘関節離断	：3.1%
前腕切断	：1.9%±α（断端長で異なる）
手関節離断	：0.8%

一側下肢切断	
股関節離断	：18.5%
大腿切断	：12.8%±α（断端長で異なる）
膝関節離断	：7.1%
下腿切断	：4.4%±α（断端長で異なる）
足関節離断	：1.8%

たとえば身長160cmの患者が大腿で体積がほぼ中央となる位置で左大腿切断となった場合，
切断がない場合の標準体重＝1.6×1.6×22＝56.3kg
標準体重補正＝56.3×（100−12.8）÷100＝49.1kg

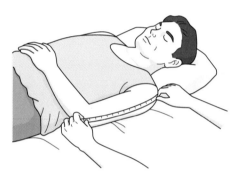

利き手でない上腕で計測.
図4　上腕周囲長（AC）の計測

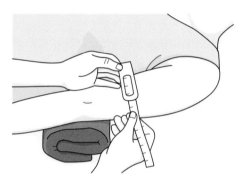

肩峰から肘頭で上腕長を計測．その中央で測定．

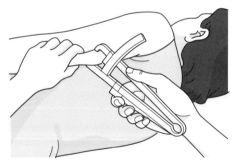

図5　上腕三頭筋皮下脂肪厚（TSF）の計測
利き手でない上腕の中央で測定．

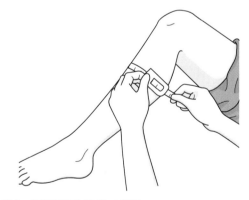

図6　下腿周囲長（CC）の計測
麻痺や拘縮のない下腿の最も太いところで計測．

表11 上腕筋囲（AMC）と上腕筋面積（AMA）の計算式
AMC（cm）＝AC（cm）－TSF（cm）×3.14 **AMA**（cm²）＝（AC－TSF×3.14）×（AC－TSF ×3.14）÷（4×3.14） いずれも筋肉量の指標. たとえば，AC 20cm，TSF 0.8cmの場合， 　AMC＝20－0.8×3.14＝17.5cm 　AMA＝（20－0.8×3.14）×（20－0.8× 　　　3.14）÷（4×3.14）＝24.4cm²

表12 %TSF，%AMC，%AMAの評価
110%以上　：筋肉，脂肪が多い 90%〜110%：標準 80%〜89%　：軽度栄養障害 60%〜79%　：中等度栄養障害 60%以下　：重度栄養障害
たとえば，67歳男性でAC 20cm，TSF 0.8cm，AMC 17.5cm，AMA 24.4cm²の場合，65〜69歳男性の基準値はそれぞれTSF 1.064cm，AMC 23.94cm，AMA 46.06cm²であるため， 　%TSF＝0.8÷1.064×100＝75.2% 　%AMC＝17.5÷23.94×100＝73.1% 　%AMA＝24.4÷46.06×100＝53.0% これより中等度（〜重度）栄養障害と評価する.

性34cm未満，女性33cm未満であれば，筋肉量減少が疑われる．上腕三頭筋皮下脂肪厚は，体脂肪量の目安となる．

　ACとTSFから上腕筋囲（midupper arm muscle circumference；AMC）と上腕筋面積（midupper arm muscle area；AMA）を計算できる（**表11**）．上腕筋囲と上腕筋面積は，全身の筋肉量の目安となる．

　体重を測定できない場合には，これらの推移で栄養状態の変化を観察する．これらについては，日本人の基準値がJARD2001にまとめられている[19]．計測値を各年齢の平均値に対する%値で評価する（**表12**）．体脂肪量の目安である上腕三頭筋皮下脂肪厚（TSF）より，全身の筋肉量の目安である上腕筋囲（AMC）と上腕筋面積（AMA）のほうが重要である．上腕三頭筋皮下脂肪厚は60%以下となりやすいが，上腕筋囲と上腕筋面積が保たれていれば大きな問題はない．一方，上腕三頭筋皮下脂肪厚は保たれていても，上腕筋囲と上腕筋面積が低値の場合は問題である．

検査値

　検査値による栄養評価も有用であるが，優先順位は身体計測のほうが上である．検査値だけ栄養状態を評価することは難しい．

　検査値では，尿中尿素窒素と窒素バランスが最も重要である．窒素は糖質と脂質には含まれておらず，たんぱく質のみに含まれているため，窒素の検査はたんぱく質の代謝を調べることになる．窒素はたんぱく質質量のほぼ16%を占めているため，窒素＝たんぱく質÷6.25となる．

　尿素窒素はたんぱく質の水溶性最終代謝産物であり，尿中窒素排泄の約80%を占める．その他，便，皮膚などからも排泄される．24時間蓄尿を行ったうえで尿中尿素窒素を調べれば，1日の尿中尿素窒素排泄量を計算できる．

　尿中尿素窒素排泄量（g/日）＝蓄尿量（l/日）×尿中尿素窒素（g/l）

　これが尿中窒素排泄の約80%であるため，

　窒素排泄量（g/日）＝尿中尿素窒素排泄量×1.25

　と計算できる．

次に窒素摂取量を計算する．経口摂取，経管栄養，経静脈栄養で摂取しているたんぱく質，アミノ酸の総量を調べれば計算できる．

窒素摂取量（g/日）＝たんぱく質・アミノ酸摂取量（g/日）÷6.25

以上より，

窒素バランス（g/日）＝窒素摂取量－尿中尿素窒素排泄量×1.25

もしくは

窒素バランス（g/日）＝窒素摂取量－尿中尿素窒素排泄量－4（推定非尿中尿素排泄量）

のいずれかの式で窒素バランスを計算できる．

窒素バランスが正ならたんぱく同化状態，負ならたんぱく異化状態と判定する．つまり窒素バランスが正の場合には筋力増強を目標とした機能訓練が可能であるが，負の場合には筋力維持もしくは悪化の予防を目標とした維持的な訓練しか行えない．このような貴重な情報が得られるため，リハ栄養では最も重要な検査項目である．

栄養状態良好で現在の筋肉量を維持すればよい場合や，肥満で減量して脂肪だけを減らしたい場合，窒素バランスの目標は0である．減量時に窒素バランスが負になると，筋肉量も減少していることになる．一方，成長期の小児，妊婦，筋肉量を増やす場合には，正の窒素バランスが目標となる．

筋力増強訓練を行っても筋力が改善しないもしくは低下する場合には，一度窒素バランスを測定するとよい．窒素バランスが負であれば，肝臓や腎臓の機能などに配慮しながら，たんぱく質と総エネルギーの摂取量を増やすことが望ましい．

窒素バランス以外の主な検査項目と基準値を**表13**に示す．これらのうち，主な栄養指標は，アルブミン，リンパ球数，ヘモグロビン（**表14**）と，コリンエステラーゼ，総コレステロールである．ただし，脱水，炎症，肝疾患などがあると検査値が上下に変化するため，栄養指標として使用することが難しくなる．また，これらの検査値は栄養指標にはならないという意見もある．

入院患者の場合，これらの検査値を容易に入手できるため，検査値の推移で栄養状態をモニタリングすることが多い．しかし，栄養指標としてより重要なのは，体重などの身体計測や窒素バランスであり，これらでモニタリングすることが重要である．

摂食嚥下機能評価

EAT-10で3点以上もしくはEAT-10を実施できなかった場合，摂食嚥下の5つの期の評価と，スクリーニングテストを行う．摂食嚥下の5つの期とベッドサイドでの評価例を**表15**に示す．食事やフードテストの様子を観察することで，認知期から咽頭期までは評価できる．特に食事場面の観察が大切である．

嚥下のスクリーニングテストには，咽頭期の嚥下障害を否定するスクリーニングテスト（**表16**）と，直接訓練（食べ物を使用した訓練）の可否を判断するスクリーニングテスト（**表17**）がある[20]．これらを上手に使い分けて，実際に臨床現場で行うことがポイントである．フードテストや改訂水飲みテストで異常の場合には，嚥下造影検査（VF）や嚥下内視鏡検査（VE）による詳細な評価が必要となる．

表13　主な検査項目と基準値

項目	異常値を示す要因	基準値
白血球数	感染症，白血病	$3.3\sim9.0\times10^3/mm^3$
好中球	感染症，銅欠乏	40～75%
リンパ球	感染症，低栄養状態	18～49%
赤血球数	貧血，低栄養状態	$380\sim500\times10^4/mm^3$
ヘマトクリット	貧血，低栄養状態	34.8～45.0%
ヘモグロビン	貧血，低栄養状態	11.5～15.0g/dL
血小板数	肝硬変，血小板減少性紫斑病	$14.0\sim34.0\times10^4/mm^3$
総蛋白	蛋白合成能力低下，低栄養状態	6.7～8.3g/dL
アルブミン	蛋白合成能力低下，低栄養状態	3.8～5.3g/dL
総ビリルビン	黄疸，溶血	0.2～1.1mg/dL
直接ビリルビン	黄疸，肝細胞の障害，胆汁うっ滞	0～0.5mg/dL
アルカリフォスファターゼ	胆汁うっ滞，がんの骨転移	100～325IU/L
GOT（AST）	肝細胞の障害	10～40IU/L
GPT（ALT）	肝細胞の障害	5～45IU/L
γ-GTP	アルコール性肝障害，胆汁うっ滞	≦30IU/L
BUN	腎不全，脱水，消化管出血	8～23mg/dL
クレアチニン	腎機能障害，腎不全	0.47～0.79mg/dL
尿酸	高尿酸血症，痛風	≦7.0mg/dL
総コレステロール	脂質異常症，低栄養状態	120～219mg/dL
中性脂肪	脂質異常症，低栄養状態	50～150mg/dL
空腹時血糖	糖尿病，低血糖	70～109mg/dL
コリンエステラーゼ	肝臓の蛋白合成能力低下，低栄養状態	250～500IU/L
アミラーゼ	急性膵炎，慢性膵炎	55～175IU/L
Na	高ナトリウム血症，低ナトリウム血症	137～147mEq/L
K	高カリウム血症，低カリウム血症	3.5～5.0mEq/L
Cl	高クロール血症，低クロール血症	98～108mEq/L
Ca	高カルシウム血症，低カルシウム血症	8.4～10.4mg/dL
P	高リン血症，Refeeding症候群	2.5～4.5mg/dL
Mg	高マグネシウム血症	1.9～2.5mg/dL
CRP	感染症，膠原病，悪性腫瘍	≦0.5mg/dL
尿中尿素窒素	代謝ストレス（蛋白異化），飢餓	g/日
窒素バランス	代謝ストレス（蛋白異化），飢餓	0g/日

表14　主な栄養指標の項目

項目	正常	軽度障害	中等度障害	重度障害
アルブミン（g/dL）	3.6以上	3～3.5	2.6～3	2.5以下
リンパ球数（/mm³）	2,000以上	1,200～2,000	800～1,200	800以下
ヘモグロビン（g/dL）	男性13以上，女性11.5以上	10～13	10以下	

表15　摂食嚥下の5つの期とベッドサイドでの評価例

	期	評価例
認知期	食物を認知して何をどのくらいどのように食べるかを判断する.	嚥下する前にたくさん口のなかに入れる. 拒食.
準備期	食物を口のなかに取り込み,食物を噛んで食塊をつくる.	唾液や食物が口唇からこぼれる. 咀嚼が難しい.
口腔期	食塊を口腔から咽頭に送り込む.	嚥下後に食物が口のなかに残る.
咽頭期	食塊を咽頭から食道に送り込む(嚥下反射).	誤嚥してむせる. むせないが呼吸や声が変わる.
食道期	食塊を食道から胃に送り込む.	胸やけの有無を聞く(胃食道逆流). 嘔吐する.

表16　咽頭期の嚥下障害を否定するスクリーニングテスト

・反復唾液嚥下テスト
30秒間で唾液を空嚥下してもらう.3回以上嚥下できれば正常,2回以下なら異常と判定する.

・30mlの水飲みテスト
椅子座位で「この水をいつものように飲んでください」といって,30mlの水を飲んでもらう.1回で5秒以内であれば正常範囲,5秒以上かかるか2回以上に分ける場合は疑い,むせる場合と飲みきれない場合は異常と判定する.

・頸部聴診法
水飲みテストのときに,甲状軟骨～輪状軟骨直下の気管外側上皮膚面で嚥下音と呼吸音を聴診する.短く強い嚥下音と,その後の澄んだ呼吸音が正常である.長く弱い嚥下音,複数回の嚥下音,水泡様の嚥下音,嚥下後の喘鳴音・湿性音,呼吸音と嚥下音の連続音の場合には,咽頭収縮力の低下,咽頭残留,喉頭侵入,ムセのない誤嚥を疑う.

・パルスオキシメーター
水飲みテストのときに酸素飽和度を評価する.テストの前後で酸素飽和度が3%低下したら,摂食嚥下障害の可能性が高いと判定する.ただし,チェーンストークス呼吸などで呼吸性に酸素飽和度が変動する場合には,判定不能である.

(若林,2009)[20]

表17　直接訓練の可否を判断するスクリーニングテスト

・フードテスト
ティースプーン1杯(3～4g)のプリンやゼリーを嚥下してもらう.口腔内が汚いときは,口腔ケアを行ってから実施する.嚥下あり,むせ・湿性嗄声・呼吸変化・口腔内残留なしの場合と,口腔内残留があっても追加嚥下で残留が消失する場合に正常と判定する.口腔内の確認が必要である.頸部聴診法とパルスオキシメーターを併用する.

・改訂水飲みテスト
冷水3mlを嚥下してもらう.嚥下あり,むせ・湿声嗄声・呼吸変化なしの場合に正常と判定する.頸部聴診法とパルスオキシメーターを併用する.

(若林,2009)[20]

リハビリテーションの種類・内容・時間

　　PT・OT・STのいずれも訓練を行えばその分,エネルギー消費量は増加する.しかし,訓練の内容と時間によって,エネルギー消費量は異なる.

　　エネルギー消費量の目安は,METs(metabolic equivalents,メッツ)である.これは運動時の酸素消費量を,安静座位時の酸素消費量で割った数値で,運動の強さの指標となる.主な身体活動のMETsを**表18**に示す[21].ベッドサイドリハは1～3METs程度,リハ訓練室での

表18　身体活動のMETs

METs	身体活動
1.0	横になって静かにテレビを観る，睡眠
1.3	座って静かにする，立位で静かにする
1.5	座位：会話をする，食事をする
1.8	トイレ：座位，立位，しゃがんでの排泄
2.0	整容，家の中を歩く，シャワーを浴びる
3.0	歩行（4.0km/時，平らで固い地面）
3.5	レジスタンス（ウエイト）トレーニング：複合的エクササイズ，さまざまな種類のレジスタントレーニングを8〜15回繰り返す，階段を降りる，歩行（4.5〜5.1km/時，ほどほどの速さ，平らで固い地面）
4.0	階段を上る：ゆっくり
4.3	歩行（5.6km/時，速い，平らで固い地面，運動目的で歩く）
6.0	レジスタンストレーニング（ウエイトリフティング，フリーウエイト，マシーンの使用），パワーリフティング，ボディービルディング，きつい労力
8.8	階段を上る：速い

(Ainsworth et al, 2011)[21]

表19　訓練によるエネルギー消費量の例

- 体重50kgの患者が2METs程度の作業療法を1時間行う場合，
  50×2×1＝100kcal
- 体重40kgの患者が3METs程度の理学療法を1時間行う場合，
  40×3×1＝120kcal
- 体重45kgの患者が1.5METs程度の言語聴覚療法を1時間行う場合，
  45×1.5×1＝67.5kcal
- 体重55kgの患者が1.2METs程度の理学療法を20分間行う場合，
  55×1.2×1/3＝22kcal

リハは1.5〜6METs程度のことが多いと思われる.

　METsから身体活動のエネルギー消費量は以下の式で計算できる.

エネルギー消費量（kcal）＝体重（kg）×METs×運動時間（h）

　訓練によるエネルギー消費量の例を**表19**に示す. ベッドサイドリハのエネルギー消費量は少ない. 一方，リハ訓練室で1時間以上訓練を行う場合には，エネルギー摂取量の追加を考慮すべきである.

　エネルギー摂取量がエネルギー消費量より少ない場合，訓練を行うとさらにエネルギーが不足することになる. そのため機能維持を目標に，エネルギー消費量の少ない訓練を心掛ける.

エネルギー消費量

　全エネルギー消費量（total energy expenditure；TEE）は，基礎エネルギー消費量（basal energy expenditure；BEE）から次の式で推計される.

TEE（kcal）＝BEE×活動係数×ストレス係数

表20 活動係数の例	表21 ストレス係数の例
寝たきり（意識障害，JCS2〜3桁）：1.0	飢餓状態：0.6〜1.0
寝たきり（覚醒，JCS1桁）：1.1	術後3日間：手術の侵襲度によって1.1〜1.8
ベッド上安静：1.2	骨折：1.1〜1.3
ベッドサイドリハ：1.2	褥瘡：1.1〜1.6
ベッド外活動：1.3	感染症：1.1〜1.5
機能訓練室でのリハ：1.3〜1.5	臓器障害：1臓器につき0.2追加（上限2.0）
軽労働：1.5	熱傷：深達度と面積によって1.2〜2.0
中〜重労働：1.7〜2.0	発熱：1℃上昇ごとに0.13追加

BEEはHarris-Benedictの式[22]で推計されることが多い．

男性：66.47＋13.75W＋5.0H－6.76A

女性：655.1＋9.56W＋1.85H－4.68A

W：体重（kg），H：身長（cm），A：年齢（年）

現体重が不明の場合には標準体重で計算する．ただし本来この式を適用できるのは，21〜70歳であることに留意するが，実際には70歳以上の患者にも用いている．また，間接熱量計を用いて安静時エネルギー消費量を調べるほうが，Harris-Benedictの式より正確である．

活動係数とストレス係数の例を**表20，21**に示す．リハによる活動係数の推計は，ベッドサイドリハの場合には訓練によるエネルギー消費量が少ないため，ベッド上安静と同じ1.2でよい．一方，ベッド外活動のほか，2〜3METs程度の訓練をリハ訓練室で20分間行っている場合には1.3〜1.4，1時間行っている場合には1.4〜1.7，2時間以上行っている場合には1.5〜2.0を目安とする．回復期リハ病棟に入院中の脳卒中患者で，良好な栄養状態を維持するために必要な平均の活動係数は，やせ群1.7，標準群1.4，肥満群1.2であった[23]．また，活動係数が1.7では体重減少を認め，2.0にして初めて栄養改善が得られた患者がいる[24]．また，固縮，痙性による筋緊張の亢進や振戦など不随意運動を認める場合には，0.1〜0.2程度，活動係数を高くする．一方，弛緩性麻痺の場合には，0.1〜0.2程度，活動係数を低くする．

BEE，活動係数，ストレス係数はいずれも推計であり，全エネルギー消費量の推計にはかなりの誤差が生じ得る．正確な数字ではなく，あくまで目安であることに留意する．また，1日エネルギー消費量を体重1kg当たり30〜35kcalと簡便に推計する方法もある．ただし，年齢，性別，活動量，侵襲度を考慮していないことに留意して使用する．

エネルギー摂取量

エネルギー摂取量は，経口摂取＋経管栄養＋静脈栄養で計算できる．経管栄養と静脈栄養は確実に計算できる．各栄養剤や輸液製剤のエネルギー量は他書や一覧表を参照されたい．経口摂取に関しては，現在の食事のエネルギー量×摂取割合（%）÷100で推計する．この推計は管理栄養士に相談してもよい．

次に，エネルギー摂取量－エネルギー消費量を計算することで，現在の栄養管理が適切であるかどうかを判断する．これが負なら体重減少，正なら体重増加となることが多い．特に

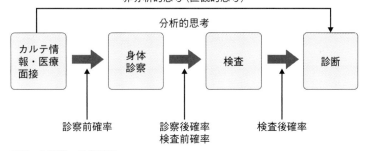

図7 2種類の診断推論

基礎エネルギー消費量以下のエネルギー摂取量であれば，機能改善を目標としたリハは困難である．

　PT・OT・STは，患者の「エネルギー摂取量－エネルギー消費量」が正か負かを必ず確認する．これを確認しないで訓練を行うことは，バイタルサインを無視して訓練を行うことと同様に無謀である．ただし，エネルギー消費量は推計による仮説であり，エネルギー摂取量との差も実際とは大きく異なる場合がある．そのため，食事摂取量や体重など栄養状態のモニタリングで仮説を検証することが必要である．

　ビタミンとミネラルについては，特にカルシウム，鉄，亜鉛，ビタミンB_1，ビタミンB_6，ビタミンB_{12}，ビタミンDが不足しやすい．これらの欠乏が疑われる場合には，検査で評価する．

診断推論

　診断推論とは，患者の症状・訴え・検査値などの情報から診断へ至るための思考と実行のプロセスである．医師は医療面接，身体診察，検査の結果から，いくつかの疾患の確率を計算する．その結果，1つの疾患の検査後確率が治療開始のための閾値を超えたら，その疾患と確定診断して治療を開始する．リハ栄養ケアプロセスでは，低栄養，サルコペニア，栄養素摂取の過不足についてのみリハ栄養診断を行う．リハ栄養診断に関しては，医師以外の多職種も診断推論を行うことが望ましい．

　診断推論の思考方法には，非分析的思考（直観的思考）と分析的思考の2種類がある（**図7**）．非分析的思考は，直感で瞬間的にパターン認識を行い診断する．非分析的思考はスピードが速いが，診断が間違いやすい．一方，分析的思考は医療面接，身体診察，検査を通じて，仮説思考のサイクルを回しながら診断する．分析的思考はスピードが遅いが，診断が間違えにくい．そのため，どちらか1種類の思考だけではなく，両者の思考を用いることが望ましい．

　栄養素の摂取不足を例として，2種類の思考を比較する．たとえば，誤嚥性肺炎で禁食，経管栄養なし，末梢静脈から水電解質輸液のみ1日1,500ml点滴している患者がいたとする．この患者の1日エネルギー摂取量は水電解質輸液の内容にもよるが，1日0〜630kcal程度である．この場合，分析的思考を行わなくても，栄養素の摂取不足の可能性が高いと直感

的思考で診断できる．一方，誤嚥性肺炎で1日1,500kcalの嚥下調整食を全量経口摂取している患者がいたとする．この場合，直感的思考では栄養素の摂取不足の診断は難しい．分析的思考で基礎エネルギー消費量，機能訓練も含めた身体活動量，炎症の程度を考慮して1日エネルギー消費量をできる限り正確に計算し，1日エネルギー摂取量と比較したうえで，栄養素の摂取不足と診断すべきである．

　次にサルコペニアを例として，2種類の思考を比較する．たとえば，入院前からADLが全介助の寝たきり，低栄養の高齢者が，誤嚥性肺炎で入院したとする．この場合，日本人の入院高齢者を対象とした既報で，寝たきり患者では，9割超のサルコペニア有病割合であることがわかっている[25]．そのため，サルコペニアの診断フローチャートを用いなくても，直感的思考でサルコペニアの可能性が高いと診断できる．一方，入院前のADLは自立していて低栄養ではなかったフレイル高齢者が，誤嚥性肺炎で入院したとする．この場合，直感的思考ではサルコペニアの診断は難しい．分析的思考で筋肉量，筋力，身体機能を評価して，サルコペニアの診断フローチャートを用いてサルコペニアと診断すべきである．

文献

1) 古谷房枝：リハビリテーション栄養アセスメント．リハ栄養 **1**：22-29，2017．
2) 障害者福祉研究会：ICF 国際生活機能分類―国際障害分類改定版，中央法規，2002，p17，pp85-89．
3) Gäbler G et al：Toward Harmonization of the Nutrition Care Process Terminology and the International Classification of Functioning, Disability and Health-Dietetics：Results of a Mapping Exercise and Implications for Nutrition and Dietetics Practice and Research. *J Acad Nutr Diet* **118**：13-20, e13, 2018.
4) Duch Dietetic Association and Dutch Institute of Allied Health Care（NPi）：English translation of the Dutch 'ICF-Diëtetiek'. 2017.
   http://www.efad.org/media/1288/icf-dietetics-englishversion-vs2-september-2017-final.pdf
5) Gäbler G et al：Towards a standardized nutrition and dietetics terminology for clinical practice：An Austrian multicenter clinical documentation analysis based on the International Classification of Functioning, Disability and Health（ICF）-Dietetics. *Clin Nutr* **38**：791-799, 2019.
6) Alkhaldy AA et al：Status of nutrition care process implementation in hospitals in Jeddah, Saudi Arabia. *Clin Nutr ESPEN* **36**：53-59, 2020.
7) Gäbler G et al：Towards a nationwide implementation of a standardized nutrition and dietetics terminology in clinical practice：a pre-implementation focus group study including a pretest and using the consolidated framework for implementation research. *BMC Health Serv Res* **19**：920, 2019.
8) Siriwardhana DD et al：Prevalence of frailty and prefrailty among community-dwelling older adults in low-income and middle-income countries：a systematic review and meta-analysis. *BMJ Open* **8**：e018195, 2018.
9) Satake S et al：Prevalence of frailty among community-dwellers and outpatients in Japan as defined by the Japanese version of the Cardiovascular Health Study criteria. *Geriatr Gerontol Int* **17**：2629-2634, 2017.
10) Makizako H et al：Social Frailty in Community-Dwelling Older Adults as a Risk Factor for Disability. *J Am Med Dir Assoc* **16**：1003, e7-11, 2015.
11) 荒井秀典（編集主幹）：フレイル診療ガイド 2018 年版，ライフ・サイエンス，2018．
12) Vellas B et al：Overview of the MNA®-Its History and Challenges. *J Nutr Health Aging* **10**：456-465, 2006.
13) Rubenstein LZ et al：Screening for Undernutrition in Geriatric Practice：Developing the Short-Form Mini Nutritional Assessment（MNA-SF）. *J Geront* **56**A：M366-377, 2001.
14) Guigoz Y：The Mini—Nutritional Assessment（MNA®）Review of the Literature—What does it tell us？*J Nutr Health Aging* **10**：466-487, 2006.
15) MNA® Mini Nutritional Assessment. Available from：http://www.mna-elderly.com/forms/mini/

mna_mini_japanese.pdf

16) Belafsky PC et al：Validity and reliability of the Eating Assessment Tool（EAT-10）. *Ann Otol Rhinol Laryngol* **117**：919-924, 2008.

17) 若林秀隆，栢下 淳：摂食嚥下障害スクリーニング質問紙票EAT-10の日本語版作成と信頼性・妥当性の検証. 静脈経腸栄養 **29**：871-876, 2014.

18) Wakabayashi H, Matsushima M：Dysphagia assessed by the 10-item Eating Assessment Tool is associated with nutritional status and activities of daily living in elderly individuals requiring long-term care. *J Nutr Health Aging* **20**：22-27, 2016.

19) 日本栄養アセスメント研究会身体計測基準値検討委員会：日本人の新身体計測基準値（JARD2001）. 栄評治 **19**（Suppl）, 2002.

20) 若林秀隆：症例で学ぶ栄養アセスメントと栄養療法―摂食・嚥下障害. *Nutrition Care* **12**：142-150, 2009.

21) Ainsworth BE et al：2011 Compendium of Physical Activities：a second update of codes and MET values. *Med Sci Sports Exerc* **43**：1575-1581, 2011.

22) Harris JA, Benedict FG：A biometric study of human basal metabolism. *Proc Natl Acad Sci USA* **4**：370-373, 1918.

23) 和田彩子・他：脳卒中回復期患者の栄養療法―活動係数の目安. *JJRN* **49**：S214, 2012.

24) 二井麻里亜，若林秀隆：リハビリテーション栄養チームで対応した糖尿病症例. *Nutrition Care* **6**：98-102, 2013.

25) Maeda K et al：Sarcopenia is highly prevalent in older medical patients with mobility limitation. *Nutr Clin Pract* **32**：110-115, 2017.

サルコペニア肥満

　サルコペニア肥満とは，サルコペニアと肥満の合併である．欧州では，欧州臨床栄養代謝学会（European Society for Clinical Nutrition and Metabolism；ESPEN）と欧州肥満学会（European Association for the Study of Obesity；EASO）が合同して，サルコペニア肥満のコンセンサス作成を開始した[1,2]．2019年の系統的レビューでは，筋力や身体機能といった機能を評価せず筋肉量だけの評価であれば，サルコペニア肥満という用語を使用するのはかなり疑わしく，ミオペニア肥満（myopenic obesity）という用語を使用するほうがより適切としている[2]．しかし，サルコペニア肥満の定義，ゴールドスタンダードと日常診療で使用しやすい両者の診断基準とカットオフ値，これらの方法論のコンセンサスの作成は，これからである．わが国では，日本肥満学会と日本サルコペニア・フレイル学会によるサルコペニア肥満の合同ワーキンググループで，コンセンサス作成に取り組んでいる．妥当性を検証したコホート研究結果を受けて，サルコペニア肥満のコンセンサス論文が欧州と日本から今後，発表されることで，サルコペニア肥満の研究と臨床の発展が期待される．

1) Barazzoni R et al：Sarcopenic obesity：Time to meet the challenge. *Obes Facts* **11**：294-305, 2018.

2) Donini LM et al：Critical appraisal of definitions and diagnostic criteria for sarcopenic obesity based on a systematic review. *Clin Nutr* **39**：2368-2388, 2020.

3 リハビリテーション 栄養診断

内容のポイント

▸ リハ栄養診断では，栄養障害，サルコペニア，栄養素摂取の過不足の有無と原因を診断する．

▸ 成人の低栄養診断には，GLIM基準を使用する．

▸ 過栄養とは，脂肪の過剰蓄積による健康障害発症やADL低下，または健康障害発症やADL低下のリスクがある状態である

▸ 栄養素の不足（過剰）状態とは，栄養素が体内に不足（過剰）している状態（Status）である．

▸ 栄養素の摂取不足（過剰）とは，現時点で栄養素の必要量に対して摂取不足（過剰）が認められること（Intake）である．

　リハ栄養診断では，栄養障害，サルコペニア，栄養素摂取の過不足の有無と原因を診断する（**表1**）[1,2]．サルコペニアはChapter1で解説しているため，ここでは栄養障害（低栄養・低栄養のリスク状態，過栄養・過栄養のリスク状態，栄養素の不足状態，栄養素の過剰状態，いずれもStatus）と，栄養素摂取の過不足（栄養素の摂取不足・栄養素摂取不足の予測，栄養素の摂取過剰・栄養素摂取過剰の予測，いずれもIntake）について解説する．

表1　リハビリテーション栄養診断

1．栄養障害
・低栄養：飢餓，侵襲，悪液質
・過栄養：エネルギー摂取過剰，エネルギー消費不足，疾患
・栄養障害のリスク状態：低栄養・過栄養
・栄養素の不足状態
・栄養素の過剰状態
・なし
2．サルコペニア
・あり：加齢，活動，栄養，疾患
・筋肉量のみ低下：加齢，活動，栄養，疾患
・筋力and/or身体機能のみ低下：加齢，活動，栄養，疾患
・低下なし
3．栄養素摂取の過不足
・栄養素の摂取不足
・栄養素の摂取過剰
・栄養素摂取不足の予測
・栄養素摂取過剰の予測
・なし

低栄養・低栄養のリスク状態

　成人の低栄養とは，体組成の変化（脂肪のない質量の減少）および身体細胞の量の減少につながる栄養の欠乏または摂取不足に起因する状態によって，肉体的および精神的機能が低下し，病態による臨床転帰が損なわれることである[3]．小児の低栄養とは，栄養の需要と摂取の不均衡により，成長，発達，その他のアウトカムに悪影響を及ぼすエネルギー，たんぱく質，微量栄養素の累積的欠乏が生じることである[4]．小児入院患者の低栄養の定義を**図1**に示す[4, 5]．小児の低栄養は，疾患関連低栄養と非疾患関連低栄養に分類される．疾患関連低栄養は炎症反応，栄養摂取量減少，栄養必要量増加，栄養素喪失増加，栄養基質利用変化の1つ以上の要因によって生じる．低栄養のリスク状態は，現在低栄養ではないが今後，低栄養になる可能性が高い状態である．

　成人の低栄養の診断には，アメリカ，ヨーロッパ，中南米，アジアの静脈経腸栄養学会によるGLIM基準を使用する[6]．

①妥当性の検証された栄養スクリーニングツール（MNA®-SFなど）で，低栄養のリスクありと判定される．

②現症と病因でそれぞれ1項目以上に該当する場合に，低栄養と診断する．現症と病因のいずれかに該当項目がなく，一方のみ該当する場合には，低栄養のリスク状態と判定する．

　・現症

1. 意図しない体重減少：過去6カ月以内で5％以上の体重減少，6カ月を超えて10％以上の体重減少．

2. 低BMI：アジアでは70歳未満ではBMI 18.5未満，もしくは70歳以上ではBMI 20未満．アジア以外では70歳未満ではBMI 20未満，もしくは70歳以上ではBMI 22未満．

3. 筋肉量減少：サルコペニアの診断と同じで，アジア人ではAWGS2019の診断基準を使

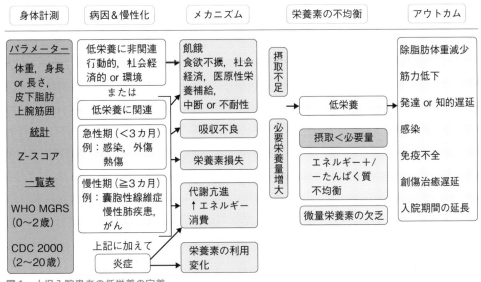

図1　小児入院患者の低栄養の定義

用する．四肢筋肉量を身長の2乗で除した骨格筋指数のカットオフ値がDXA（二重エネルギーX線吸収法）で男性$7.0\,kg/m^2$，女性$5.4\,kg/m^2$，BIA（生体電気インピーダンス法）で男性$7.0\,kg/m^2$，女性$5.7\,kg/m^2$．下腿周囲長であれば男性34cm未満，女性33cm未満が目安．

・病因

1. 食事摂取量減少/消化吸収能低下：50%以下の摂取量減少が1週間以上，何らかの摂取量減少が2週間以上，もしくは何らかの慢性消化管吸収不良．

2. 炎症：急性疾患・外傷，もしくは慢性疾患に関連した炎症

③低栄養の程度が，中等度か重度かを重症度判定する．

　低栄養もしくは低栄養のリスク状態と診断した場合には，GLIM基準では低栄養と炎症に関連する病因別分類として，以下のいずれかを検討する．①慢性疾患で炎症を伴う低栄養，②急性疾患あるいは外傷による高度の炎症を伴う低栄養，③炎症はわずか，あるいは認めない慢性疾患による低栄養，④炎症はなく飢餓による低栄養（社会経済的や環境的要因による食糧不足に起因）がある．①が悪液質，②が侵襲，③と④がエネルギー摂取不足や，筋緊張亢進，不随意運動によるエネルギー消費量増加による飢餓とほぼ同義である．

過栄養・過栄養のリスク状態

　リハ栄養診断における過栄養とは，脂肪の過剰蓄積による健康障害発症やADL低下，または健康障害発症やADL低下のリスクがある状態である[7]．過栄養＝肥満と考えがちだが，過栄養と肥満は異なる概念である．肥満はわが国では，体格指数（body mass index；BMI）＝体重[kg]/身長$[m]^2 \geqq 25$と定義される．筋肉量が多くても脂肪量が多くても，BMI25以上であれば肥満である．しかし過栄養では，脂肪の過剰蓄積が必要条件である．たとえばスポーツ選手で筋肉量が多く，体脂肪率が10%未満でBMI 25以上の場合，肥満ではあるが過栄養ではないと診断する．一方，高齢者で筋肉量が少なく，脂肪の過剰蓄積を認める場合，肥満ではないが過栄養と診断する．つまりBMI単独では，肥満の診断はできても，過栄養の診断はできないことに留意する（**図2**）．

　過栄養のリスク状態とは，現在過栄養ではないが今後過栄養になる可能性が高い状態である．食べすぎによるエネルギー摂取過剰や，運動量や身体活動量の低下によるエネルギー消費不足などが継続し，今後過栄養になる可能性を予測できる状態である．たとえば，新型コロナウイルス感染などの影響で活動自粛や自宅待機が必要な場合，活動量が低下して食事摂取量が増加しやすいため，過栄養のリスク状態の可能性がある．

　過栄養の診断には，脂肪の過剰蓄積を判定するために体脂肪量の評価が必要である．コンピューター断層撮影法（computed tomography；CT）の場合，腹部（臍部）の断層画像で，内臓脂肪面積（visceral fat area；VFA）を測定する．男女ともにVFAが$100\,cm^2$以上であれば内臓脂肪蓄積，つまり脂肪の過剰蓄積と判定できる．生体電気インピーダンス法（bioelectrical impedance analysis；BIA）や二重エネルギーX線吸収法（dual energy X-ray absorptiometry；DXA）の場合，体脂肪率を算出する．年齢にもよるが，体脂肪率が男性で25%，女性で32%以上の場合に脂肪の過剰蓄積と判定できる．超音波エコーの場合，肝臓

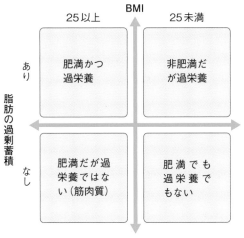

図2　過栄養と肥満

前面の腹壁上の脂肪厚（preperitoneal fat thickness；PFT）の最大値を測定する．成人では
PFT 8mmがCTのVFA 100cm^{2}に相当するため[8]，PFT 8mm以上の場合に脂肪の過剰蓄積
と判定できる．身体計測では，腹囲を評価する．男性85cm，女性90cmの腹囲がCTの
VFA 100cm^{2}に相当するため，腹囲が男性85cm以上，女性90cm以上の場合に脂肪の過剰
蓄積と判定できる．一方，％上腕三頭筋部皮下脂肪厚（TSF）が年齢，性別比で110％以上で
も，％TSF単独で脂肪の過剰蓄積を評価することは望ましくない[7]．浮腫や腹水が存在する
場合，CTと超音波エコー以外は浮腫や腹水の影響を受けやすいことに留意する．

　過栄養のリスク状態には，明確な診断基準が存在しない．意図的でない体重や体脂肪量の
増加傾向が，過栄養のリスク状態の目安となる．ただし，体重増加のみで過栄養と診断する
ことはできない．また，体脂肪量のカットオフ値に近い（たとえば腹囲が男性で80cm以上
85cm未満，女性で85cm以上90cm未満）場合，過栄養のリスク状態といえる可能性があ
る．

　過栄養・過栄養のリスク状態の原因は，肥満と同様，エネルギー摂取過剰，エネルギー消
費不足，加齢による基礎代謝量の減少，疾患（Cushing症候群や甲状腺機能低下症などの内
分泌疾患やPrader-Willi症候群などの遺伝性疾患）に分類できる．複数の原因を合併する場
合もあることに留意する．

栄養素の不足状態

　栄養素の不足状態とは，栄養素が体内に不足している状態である．栄養素の欠乏状態と
は，栄養素の体内での貯蔵量が減少し，不足状態に伴う症状（欠乏症状）を有している状態
である．たとえば，ビタミンDに関しては，日本内分泌学会が血清25（OH）D血中濃度が
20ng/mL以上30ng/mL以下を不足状態，20ng/mL未満を欠乏状態としている[9]．リハ栄
養診断では，特定の栄養素が体内に不足し血中濃度が低下し，将来の疾患リスクを有してい
る場合を不足状態と定義する[10]．一方，不足状態に伴い症状が出現している場合を，欠乏
状態と定義する．つまり，栄養素の欠乏症状を有している欠乏状態は，必ず栄養素の不足状

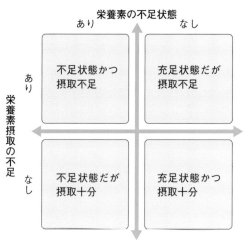

図3 栄養素の不足状態と栄養素摂取の不足

態と診断される.

　リハ栄養診断では，栄養素の不足状態と，栄養素摂取の不足を混乱しやすい．栄養素の不足状態はあくまで状態（Status）であり，現時点での栄養素摂取が十分でも不足でも関係ない．一方，栄養素摂取の不足はあくまで摂取（Intake）であり，現時点で栄養素の状態が充足でも不足，欠乏でも関係ない．栄養素の不足状態と栄養素摂取の不足のクロス図を**図3**に示す．「栄養が足りない」という言葉を使用することがあるが，その際には栄養素の不足状態なのか，栄養素摂取の不足なのか，両者ともなのかをよく確認することが必要である.

　栄養素の不足状態は，三大栄養素は低栄養の存在で判断できる．低栄養の場合には，三大栄養素の不足状態である可能性が高い．ただし，もともと筋肉量も体脂肪量も十分な場合，多少の体重減少を認めても，栄養素の不足状態とは診断できないことがある．微量栄養素は，血中濃度や欠乏症状で診断する．微量栄養素の欠乏症状は，Chapter1（11頁，表9）を参照のこと.

　栄養素の不足状態の原因は，①食事摂取量の低下または偏りにより不足する場合，②炎症，下痢，消化管吸収障害などにより，摂取量は正常であるが体内での需要/排泄が増加して不足する場合，③不随意運動や筋緊張亢進，過度の機能訓練や運動でエネルギー消費量が増加する場合，④経腸栄養や静脈栄養の投与量が不適切で不足する場合などがある[10].

栄養素の過剰状態

　栄養素の過剰状態とは，特定の栄養素が体内に過剰に存在している状態である．三大栄養素が過剰に蓄積されていれば，過栄養となる．微量栄養素の過剰状態では，たとえばビタミンAでは頭蓋内圧亢進，脱毛，筋肉痛などの過剰症状を認めることがある．リハ栄養診断では，栄養素の過剰状態と，栄養素摂取の過剰を混乱しやすい．栄養素の過剰状態はあくまで状態（Status）であり，現時点での栄養素摂取が過剰でも適切でも関係ない．一方，栄養素摂取の過剰はあくまで摂取（Intake）であり，現時点で栄養素の状態が過剰でも適切，不足でも関係ない．栄養素の過剰状態と栄養素摂取の過剰のクロス図を**図4**に示す．「栄養が多

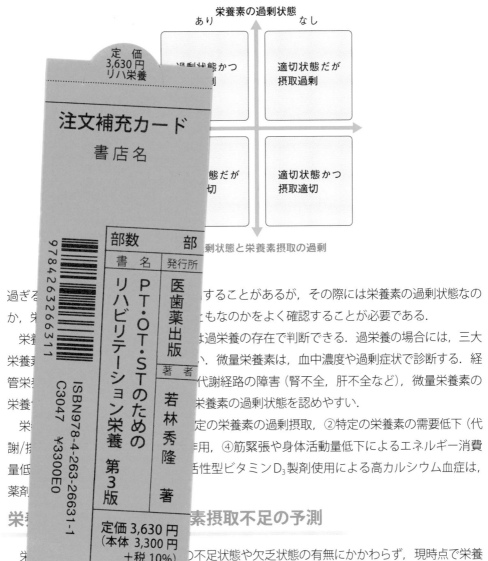

栄養素の過剰状態
あり　　　なし

過剰状態かつ…	適切状態だが 摂取過剰
…態だが …切	適切状態かつ 摂取適切

…剰状態と栄養素摂取の過剰

過ぎる… …することがあるが，その際には栄養素の過剰状態なのか，栄… …ともなのかをよく確認することが必要である．

栄養… は過栄養の存在で判断できる．過栄養の場合には，三大栄養素… 微量栄養素は，血中濃度や過剰症状で診断する．経管栄… 代謝経路の障害（腎不全，肝不全など），微量栄養素の栄養… 栄養素の過剰状態を認めやすい．

栄養… 定の栄養素の過剰摂取，②特定の栄養素の需要低下（代謝/… 用，④筋緊張や身体活動量低下によるエネルギー消費量低… 活性型ビタミンD_3製剤使用による高カルシウム血症は，薬剤…

栄養… 素摂取不足の予測

栄養… の不足状態や欠乏状態の有無にかかわらず，現時点で栄養素の必要量に対して摂取不足が認められることである．一般的には，日本人の食事摂取基準や診療ガイドラインの基準から算出した栄養素の必要量と摂取量を比較して判定する．栄養素摂取不足の予測とは，現時点では栄養素の摂取不足はみられないが，医学的状況，生活環境などから今後，栄養素の摂取不足が予測されることである．たとえば，待機的外科手術の術前で，術後に一定期間，禁食となることが予測される場合，栄養素摂取不足の予測と診断できる．

　日本人の食事摂取基準では，摂取不足の回避を目的として，「推定平均必要量」「推奨量」「目安量」が設定されている[12]．推定平均必要量は，半数の者が必要量を満たす量である．推定平均必要量を補助する目的で「推奨量」(recommended dietary allowance；RDA) が設定されている．推奨量は，ほとんどの者が充足している量である．十分な科学的根拠が得られず，推定平均必要量と推奨量が設定できない場合は，「目安量」(adequate intake；AI) が設定されている．目安量以上を摂取している場合，不足のリスクはほとんどない．なお，過

栄養の方が脂肪の過剰蓄積を改善する目的で，意図的かつ適切にエネルギー摂取量を減らしている場合，リハ栄養では栄養素の摂取不足とは診断しない．

　栄養素の摂取不足の主な原因は，①食事摂取量不足，②疾患・薬剤の影響による栄養素の吸収障害，③栄養素の需要や排泄の増加に伴う必要栄養量増加，④医原性による投与栄養量不足である[13]．また，複数の原因を合併することがある．栄養素の必要量と摂取量の比較だけでなく，栄養状態の変化やモニタリングから栄養素の摂取不足を判定する．

栄養素の摂取過剰・栄養素摂取過剰の予測

　栄養素の摂取過剰とは，栄養素の過剰状態の有無にかかわらず，現時点で栄養素の必要量に対して摂取過剰が認められることである．一言でいうと食べ過ぎ，摂り過ぎである．やはり，日本人の食事摂取基準や診療ガイドラインの基準から算出した栄養素の必要量と摂取量を比較して判定する．栄養素摂取過剰の予測とは，現時点では栄養素の摂取過剰はみられないが，医学的状況，生活環境などから今後，栄養素の摂取過剰が予測されることである．たとえば，過栄養で糖尿病の教育入院をしている患者がいたとする．入院中は病院食で適切に栄養管理されていても，自宅退院後に摂取過剰となる可能性が高い場合，栄養素摂取過剰の予測と診断できる．

　低栄養やサルコペニアの方が，栄養状態やサルコペニアの改善を目指して攻めの栄養管理を意図的かつ適切に行っている場合，リハ栄養では栄養素の摂取過剰とは診断しない．攻めの栄養管理では，三大栄養素も微量栄養素も日本人の食事摂取基準の「推定平均必要量」「推奨量」「目安量」を超えることがある．しかし，日本人の食事摂取基準は，健常者が良好な栄養状態を維持するための基準であり，低栄養やサルコペニアの方が栄養改善するための基準ではない．日本人の食事摂取基準をベースとして考えることは必要であるが，リハ栄養で攻めの栄養管理を行う場合には，リハ栄養診療ガイドラインなどリハ栄養のエビデンスを重視してほしい．

　栄養素の摂取過剰の主な原因は，①患者本人が摂取する食事に問題，②固有の疾患を有したうえで患者本人が摂取する食事に問題，③医原性で投与栄養量に問題，④栄養素の需要や排泄の低下に伴う必要栄養量減少である[14]．たとえば慢性腎臓病でeGFRが30未満で透析をしていない場合，たんぱく質の1日摂取量が0.8g/理想体重/日を超えると，たんぱく質の摂取過剰といえる．ただし，回復期リハ病棟の入院期間中に限定して，低栄養やサルコペニアの改善目的に，意図的かつ適切に攻めの栄養管理を行っている場合には，0.8g/理想体重/日を超えてもよいことがある．

文献

1) Wakabayashi H：Rehabilitation nutrition in general and family medicine. *J Gen Fam Med* **18**：153-154, 2017.
2) Nagano A et al：Rehabilitation Nutrition for Iatrogenic Sarcopenia and Sarcopenic Dysphagia. *J Nutr Health Aging* **23**：256-265, 2019.
3) Cederholm T et al：ESPEN Guidelines on Definitions and Terminology of Clinical Nutrition. *Clin Nutr* **36**：49-64, 2017.
4) Mehta NM et al：Defining pediatric malnutrition：a paradigm shift toward etiology-related defini-

tions. *JPEN J Parenter Enteral Nutr* **37**：460-481, 2013.

5) 吉村由梨：リハビリテーション栄養診断①栄養障害：低栄養・低栄養のリスク状態. リハ栄養 **1**：35-40, 2017.

6) Cederholm T et al：GLIM criteria for the diagnosis of malnutrition – A consensus report from the global clinical nutrition community. *Clin Nutr* **38**：1-9, 2019.

7) 塩濱奈保子：リハビリテーション栄養診断②栄養障害：過栄養・過栄養のリスク状態. リハ栄養 **1**：41-47, 2017.

8) 田所直子：腹部超音波法による内臓脂肪型肥満の診断. 日本臨床 **61**（増6）：374-379, 2003.

9) 一般社団法人日本内分泌学会・一般社団法人日本骨代謝学会・厚生労働省難治性疾患克服研究事業ホルモン受容機構異常に関する調査研究班：ビタミンD不足・欠乏の判定指針. 日内分泌会誌 **93**：1-10, 2017.

10) 園井みか：リハビリテーション栄養診断③栄養障害：栄養素の不足状態. リハ栄養 **1**：48-53, 017.

11) 西岡心大：リハビリテーション栄養診断④栄養障害：栄養素の過剰状態. リハ栄養 **1**：54-58, 2017.

12) 厚生労働省：日本人の食事摂取基準（2020年版）「日本人の食事摂取基準」策定検討会報告書https://www.mhlw.go.jp/content/10904750/000586553.pdf（アクセス日：2020年5月3日）

13) 上島順子：リハビリテーション栄養診断⑥栄養素摂取の過不足：栄養素の摂取不足・栄養素摂取不足の予測. リハ栄養 **1**：59-67, 2017.

14) 小蔵要司：リハビリテーション栄養診断⑦栄養素摂取の過不足：栄養素の摂取過剰・栄養素摂取過剰の予測. リハ栄養 **1**：68-73, 2017.

<small>**C**ᴸ**Iᴺ**ᴼ**U**ᴺ</small> サプリメントとリハビリテーション

　サプリメントとは，狭義にはアミノ酸，必須脂肪酸，ビタミン，ミネラルの栄養補給・補助食品である．その他，食物繊維や植物由来の化合物や栄養素であるフィトケミカル（イソフラボン，アリシン，リコペン，カプサイシンなど）なども含まれる．フィトケミカルは必須栄養素ではないので，欠乏症になることはない．質の高いエビデンスがあるのはごく一部のサプリメントだけで，大半は真の効用が不明である．

　リハ栄養で最も重要なのは，エネルギー（糖質，脂質），たんぱく質，水分，ビタミン，ミネラルの必要量の摂取である．通常の食事や臨床栄養管理でこれらの摂取が不足する場合には，狭義のサプリメントを用いる．狭義のサプリメントであれば，医薬品として処方できるものがいくつかある．一方，フィトケミカルなど広義のサプリメントについては，現状ではリハ栄養で日常的に使用することは少ない．今後，質の高いエビデンスが出てくれば検討したい．

4 リハビリテーション栄養ゴール設定

内容のポイント

- ▸ リハ栄養ゴールは，SMARTに設定する.
- ▸ リハゴールと栄養ゴールは，互いに影響を与えるので同時に設定する.
- ▸ 改善すべき低栄養・過栄養か，改善できる低栄養・過栄養かの2つの質問がいずれも Yesであれば，攻めの栄養管理を行う.
- ▸ 過栄養の方が体重減少でゴール設定する場合，まずは5%の体重減少を目指す.
- ▸ 低栄養の方が体重増加でゴール設定する場合，通常時体重もしくはBMI 18.5を目指す.

リハ栄養ゴール設定では，リハと栄養，それぞれのゴールを設定する. ただし，リハゴールと栄養ゴールは，互いに影響を与えるので同時に設定すべきである. 期間としては，日〜週の単位である短期ゴール (short term goal；STG) と，月の単位である長期ゴール (long term goal；LTG) の両者を設定する.

SMARTなゴール

リハ栄養ゴール設定をするときは，SMART (**S**pecific, **M**easurable, **A**chievable, **R**elevant, **T**ime-bound) なゴールになっているかどうかを確認する (**表1**). たとえば，リハゴールの場合，「ADL改善」では，少なくともSpecific (具体的)，Measurable (測定可能)，Time-bound (期間が明確) ではなく，SMARTなゴールとはいえない. 「STG (2W)：屋内T字杖歩行が監視で可能」であれば，比較的SMARTなゴールといえる. 先の見通しが現時点では不明な場合には，「STG (1W)：ミキサー食で3食経口摂取が可能となるか見極め」でも

表1 SMARTなゴール

項目	内容
Specific：具体的	機能でも活動でも参加でもゴールの項目を明確にする. 例：嚥下調整食 (ペースト食) で3食経口摂取自立
Measurable：測定可能	改善や向上のように線ではなく，自立や見守りのように点のゴールを示す. 例：歩行能力改善ではなく，屋内歩行自立
Achievable：達成可能	努力すれば実現できるゴールにする. ゴールは願望や夢ではない.
Relevant：重要・切実	患者にとってより重要で切実な項目 (ADL, QOLなど) をゴールにする. 例：下肢筋肉量増加より歩行自立
Time-bound：期間が明確	期間がないものはゴールではない. 例：1カ月後に歩行ベースでADL自立

よい．ただし，いつまでに何を見極めるのかは明確にする．栄養のゴールの場合，栄養改善や体重増加ではSMARTなゴールとはいえない．一方，1カ月で1kgの体重（もしくは除脂肪量）の増加であれば，比較的SMARTなゴールといえる．

　SMARTなゴールを設定すれば，リハ栄養モニタリングの際にゴールを達成できたかどうか，より正確に振り返ることができる．ゴール設定がSMARTでないと，ゴールの達成状況をモニタリングできないため，やりっぱなしになりがちで，リハ栄養ケアプロセスのサイクルを繰り返し回すことにつながらない．

栄養改善を目指したゴール設定の可否

　栄養のゴール設定では，以下の2つのキークエスチョンが重要である．両者とも「はい」と回答できる場合には，栄養改善を目指したゴールを設定できる．

1）改善すべき低栄養，過栄養か？

　栄養改善しながら機能訓練を行うことで，嚥下機能，呼吸機能，ADLなどの生活機能の改善を期待できるかどうか，多職種で検討する．たとえば高位頸髄損傷による完全四肢麻痺や重度意識障害で低栄養を認める場合，低栄養を改善しても生活機能の改善を期待できない．むしろ，脂肪による体重増加，過栄養で介護負担が増加する可能性があるため，栄養維持を目標にすることが望ましい．ただし，極度のるいそうの場合には，脂肪による体重増加で生活機能が改善しなくても褥瘡を予防しやすくなることがある．この場合，介護負担と褥瘡予防のバランスとなるが，BMI 18.5までであれば体重増加してもよいと考える．

　慢性閉塞性肺疾患，慢性心不全，慢性腎不全で肥満を認める場合，肥満を改善（体重減少）することで，生命予後が悪化する可能性がある（肥満パラドックス）．私見であるが，75歳以上の高齢者でBMIが25〜30の場合には，現体重を維持すればよいことが多いと考える．ただし，変形性関節症による腰痛や膝痛が顕著な場合には，意図的な体重減少で疼痛，生活機能，QOLが改善することがある．一方，BMIが30以上の場合には，BMI 30未満に体重減少したほうがよいことが多いと考える．

2）改善できる低栄養，過栄養か？

　低栄養の場合，その原因と程度によって，栄養状態の改善，維持，悪化軽減の方向性が決まる．低栄養の原因が飢餓なし，侵襲なしもしくは同化期（例：CRP 3mg/dl以下），前悪液質，悪液質の場合には，栄養状態を改善できると判断する．一方，高度の飢餓やRefeeding症候群およびそのリスク状態，高度の侵襲（例：CRP 10mg/dl以上），不応性悪液質（終末期）の場合には栄養改善は困難であり，栄養維持もしくは栄養悪化の軽減の方向でゴールを設定する．

　過栄養の場合，エネルギー摂取量を1日エネルギー消費量より少なくすれば，理論的には体重減少するはずである．しかし実際には，食事制限が困難でどうしても体重減少が難しいことがある．この場合，栄養維持が現実的な目標となり得る．サルコペニア肥満の場合，エネルギー消費の少ない組織である脂肪が多く，エネルギー消費の多い組織である筋肉が少ないため，本人が食事制限を頑張っても体重減少しにくい傾向にある．身体活動量は当然，増やすべきであるが，本人の生活機能によっては身体活動でエネルギー消費量を増加させるこ

とが難しい場合もある.

栄養改善のゴール設定方法

　過栄養の方が体重減少の方向でゴール設定する場合，まずは5%の体重減少を目指すことが多い．たとえば現体重が80kgの場合には，5%である4kgの体重減少がLTGとなる．次に，4kgの体重減少をどの程度の期間で達成するかを設定する．理論的には7,000〜7,500kcalで1kgの体重増減を得られるため，28,000〜30,000kcalのエネルギーバランスをどの程度の期間でマイナスにするかとなる．仮に1日エネルギー消費量を2,000kcal，エネルギーバランスをマイナス30,000kcalとして，減量期間別に計算した1日エネルギー減少量と1日エネルギー摂取量（現体重1kg当たり）を**表2**に示す．スポーツ栄養の場合，試合前に短期的に1日エネルギー減少量を1,000kcal以上にすることがある．しかしリハ栄養の場合，高度肥満症を除くと，1日エネルギー減少量の目安は1,000kcalまでと考える．

　低栄養の方が体重増加の方向でゴール設定する場合，通常時体重もしくはBMI 18.5となる体重を目指すことが多い．たとえば身長150cm，現体重30kgで通常時体重40kg，3カ月で10kg体重減少した方がいたとする．この方の場合，10kgの体重増加がLTGとなる．次に，10kgの体重増加をどの程度の期間で達成するかを設定する．仮に1日エネルギー消費量を1,500kcal，エネルギーバランスをプラス75,000kcalとして，増量期間別に計算した1日エネルギー蓄積量と1日エネルギー摂取量（現体重1kg当たり）を**表3**に示す．スポーツ栄養の場合，競技の種類によっては1日4,000kcal以上，摂取することがある．しかし，リハ栄養の場合，体格にもよるが，1日エネルギー摂取量の目安は3,000kcal強までと考える．1日エネルギー蓄積量の目安は，1,000kcalまでと考える．

　実際には，1カ月当たり1〜3kgの体重増加をゴールに設定することが多い．この場合，1日エネルギー蓄積量は250〜750kcalとなる．1日エネルギー蓄積量が250kcalの場合，10kgの体重増加には10カ月，750kcalの場合，10kgの体重増加には3.3カ月要する計算となる．ただし実際には，体重が増加すると基礎エネルギー消費量や1日エネルギー消費量も増加するため，より多くのエネルギー摂取が必要となる．また，高齢者の体重を実際に1kg増加させるには，8,800〜22,600kcalが必要という報告がある[1]．そのため，リハ栄養モニタリングでゴール設定どおりに体重増加が得られているか，確認することが必要である．体重増加が不十分な場合には低栄養の原因を再確認したうえで，適応があれば1日エネルギー蓄積量の増加を検討する．

リハビリテーションのゴール設定

　リハのゴール設定は，栄養に左右される．現在の栄養状態が良好で，今後も良好な栄養状態を維持すると予測できる場合には，栄養を考慮せずにICFでの評価結果から，的確な予後予測を行えばよい．機能訓練を行うことで生活機能を改善できると予測できれば機能改善，機能訓練を行っても生活機能の改善は困難と予測できれば機能維持が目標となる．

　現在の栄養状態が低栄養の場合，今後の栄養状態の見通しによって，ゴール設定が変わる．栄養を考慮しない場合には十分な機能訓練を行えば生活機能を改善できると予測できた

表2 4kg体重減少するための1日エネルギー減少量と摂取量

減量期間	1日エネルギー減少量	1日エネルギー摂取量
1カ月（30日）	1,000kcal	1,000kcal（12.5kcal/kg）
1.3カ月（40日）	750kcal	1,250kcal（15.6kcal/kg）
1.5カ月（45日）	667kcal	1,333kcal（16.7kcal/kg）
2カ月（60日）	500kcal	1,500kcal（18.8kcal/kg）
3カ月（90日）	333kcal	1,667kcal（20.8kcal/kg）
4カ月（120日）	250kcal	1,750kcal（21.9kcal/kg）
減量なし	0kcal	2,000kcal（25kcal/kg）

表3 10kg体重増加するための1日エネルギー蓄積量と摂取量

増量期間	1日エネルギー蓄積量	1日エネルギー摂取量
1カ月（30日）	2,500kcal	4,000kcal（133.3kcal/kg）
2カ月（60日）	1,250kcal	2,750kcal（91.7kcal/kg）
3カ月（90日）	833kcal	2,333kcal（77.8kcal/kg）
3.3カ月（100日）	750kcal	2,250kcal（75kcal/kg）
4カ月（120日）	625kcal	2,125kcal（70.8kcal/kg）
5カ月（150日）	500kcal	2,000kcal（66.7kcal/kg）
6カ月（180日）	417kcal	1,917kcal（63.9kcal/kg）
増量なし	0kcal	1,500kcal（50kcal/kg）

としても，今後の栄養状態が悪化すると予測される場合には通常，機能維持が目標となる．たとえば，脳卒中片麻痺で高次脳機能障害を認めない回復期リハ患者は，十分な機能訓練を行えば生活機能が向上することがほとんどである．しかし，1日300kcal以下のエネルギー摂取量だった場合には，短期的には動作学習などで生活機能が向上しても，長期的には低栄養やサルコペニアが悪化して生活機能が低下する．そのため，リハのゴール設定は機能維持として，低栄養やサルコペニアを機能訓練で悪化させないように，軽負荷の機能訓練に留めるべきである．

　低栄養でも過栄養でも栄養改善しながら機能訓練を行えば，より高い生活機能を獲得できることが期待される場合，高めの機能改善でゴール設定する．たとえば顕著なるいそう，サルコペニアで嚥下障害，寝たきりの場合，栄養改善しなければ生活機能の改善は期待しにくく，機能維持がゴールとなる．しかし，栄養改善しながら十分な機能訓練を行えば，嚥下障害やADLの改善を期待できるため，機能改善の方向で高めにゴール設定する．また，高度肥満で腰痛や膝関節痛が顕著な場合，体重減少しなければ十分な機能訓練を行うこともできず，機能維持がゴールとなる．しかし，体重減少できれば疼痛や生活機能の改善を期待できるため，機能改善の方向で高めにゴール設定する．リハと栄養の相乗効果で生活機能やQOLを最大限高めることが，リハ栄養の真髄である．

文献

1) Hébuterne X et al：Ageing and muscle：the effects of malnutrition, re-nutrition, and physical exercise. *Curr Opin Clin Nutr Metab Care* **4**：295-300, 2001.

神経性食思不振症とリハビリテーション栄養

神経性食思不振症（拒食症）の患者では，標準体重の20％以上のやせを認め，飢餓による栄養障害であることが多い．拒食，大食，隠れ食いなど食行動の異常や，体重や体型に対する歪んだ認識を認める．治療としては疾患教育，心理療法，薬物療法が中心となり，リハ栄養は補助的な立場である．肺炎などで入院すると，栄養不良のために治療が長期化して，歩行やADLに障害を認めることが少なくない．

リハ栄養では，Refeeding症候群に留意しながら，経口摂取もしくは経管栄養を行う．栄養療法開始時の投与エネルギー量はRefeeding症候群のリスクが低い場合，体重1kg当たり30kcalを目標として，体重などでモニタリングしながら徐々に増やしていく．リハの目標は当面，機能維持であり，ROM訓練，ADL訓練などを行う．体重増加を確認し，今後も体重増加が見込まれるようであれば，目標を機能改善に変更して，レジスタンストレーニングを低負荷で徐々に行う．体重増加への不安から過度に運動しやすいため，訓練量の調整と安静時間の確保が重要である．

リハビリテーション栄養ポケットガイド

2014年に株式会社クリニコの提供で，「リハビリテーション栄養ポケットガイド」を発行した．ポケットサイズのリハ栄養の小冊子で，病院，施設，在宅でのリハ栄養の実践に役立つことを目的に，すべての職種に必要なリハ栄養の基本的な知識を解説している．具体的には，リハ栄養の必要性，低栄養の評価と原因，適切な栄養管理，リハの目標設定，リハ効果を高める栄養療法，リハ栄養の実践，Q＆Aについて紹介している．2019年に第2版［改訂版］を作成して，リハ栄養ケアプロセスや「リハビリテーション栄養診療ガイドライン2018年版」などを追記した．

第2版［改訂版］を入手希望の方は同じ病院，施設内の管理栄養士から株式会社クリニコの担当者に請求のこと．管理栄養士の知り合いがいない場合には，株式会社クリニコのホームページから資料・サンプル請求のこと（https://www.clinico.co.jp/medical/rehabilitation）．リハ栄養の学習会を行うときの資料として，100部単位で入手して院内，施設，在宅で活用してほしい．

5 | リハビリテーション 栄養介入

内容のポイント

▸ リハ栄養介入は，「栄養からみたリハ」と「リハからみた栄養管理」に分類される．

▸ リハからみた栄養管理とは，生活機能やQOLを最大限高める栄養管理である．

▸ 静脈栄養は，経口摂取や経管栄養より，攻めの栄養管理を行いにくい．

▸ 栄養からみたリハとは，栄養管理と栄養状態を十分考慮したリハのことである．

▸ 現時点で高度の低栄養でも，今後の栄養改善を予測できる場合には，レジスタンストレーニングや持久性トレーニングを実施してよい．

　リハ栄養介入の目的は，リハ栄養診断で明らかとなった栄養障害・サルコペニア・栄養素摂取の過不足に対して介入して，設定されたリハ栄養ゴールの達成を目指すことである．リハ栄養介入は，「栄養からみたリハ」と「リハからみた栄養管理」に分類される．

リハビリテーションからみた栄養管理

　リハからみた栄養管理とは，ICFやリハを考慮したうえで，栄養状態・サルコペニアを改善し，機能・活動・参加，QOLを最大限高める栄養管理である[1]．栄養投与ルート，推定エネルギー必要量，各栄養素の投与量を，攻めの栄養管理を意識しながら具体化する．

栄養投与ルート

　投与ルートは，経口摂取，経管栄養，静脈栄養の3種類に分けられる．投与ルートの原則は，「腸管を使用できるときは腸管を使用する（経腸栄養）」であり，**図1**のようなフローチャートを用いて判断することが多い．静脈栄養と比較して経腸栄養では，消化管粘膜の萎縮の予防，感染症の減少，重篤な合併症の少なさ，費用が安価などの利点がある．また静脈栄養では糖質の投与量上限が，非侵襲時で7g/体重kg程度，侵襲時で5.5g/体重kg程度であるため，栄養改善を目指した攻めの栄養管理を行いにくい．一方，経口摂取と経管栄養では静脈栄養のような投与量の上限はないため，攻めの栄養管理を行いやすい．経口摂取でエネルギー蓄積量分の食事摂取が困難な場合には，MCT（中鎖脂肪酸）オイルやプロテインパウダーを使用するなどして，食事の量を増やさずにエネルギーとたんぱく質の摂取量を増やす．機能訓練後や食間，夜食として，リハ栄養用の栄養剤を使用してもよい．

　患者のQOL向上に最も貢献する投与ルートは当然，経口摂取である．したがって，リハ栄養介入では，**図1**より**図2**のフローチャートを推奨する．リハ栄養アセスメント・診断推論では，必ず摂食嚥下機能評価を行う．摂食嚥下障害の原因がサルコペニアの場合，低栄養

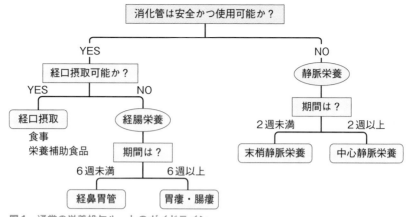

図1　通常の栄養投与ルートのガイドライン

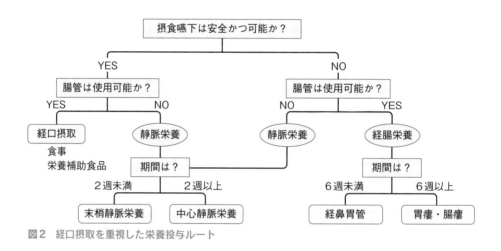

図2　経口摂取を重視した栄養投与ルート

やサルコペニアの改善を目指した攻めの栄養管理と摂食嚥下リハの併用で，経管栄養から経口摂取に移行できやすくなる.

　経管栄養では，胃瘻や腸瘻といった瘻孔造設以外に，間欠的経管栄養法がある. 間欠的経管栄養法も考慮した経管栄養投与ルート選択のフローチャートを**図3**に示す.

推定エネルギー必要量

　推定エネルギー必要量は，エネルギー消費量とエネルギー蓄積量から推計する.

　推定エネルギー必要量＝エネルギー消費量±エネルギー蓄積量

　エネルギー消費量と同量のエネルギーを投与すれば，現在の栄養状態を維持できる. たとえば，現在の栄養状態が良好で，今後も良好な栄養状態を維持したい場合には，エネルギー蓄積量は0でよい.

　一方，低栄養で栄養改善を目指す場合，エネルギー蓄積量をプラスに設定する. 一方，過

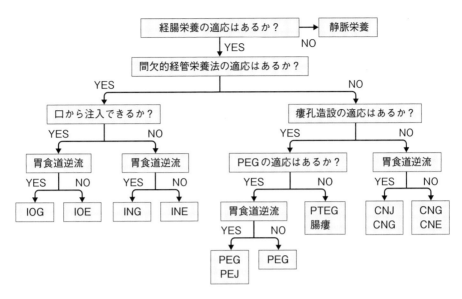

IOG：Intermittent Oro-Gastric tube feeding（間欠的口腔胃経管栄養法）
IOE：Intermittent Oro-Esophageal tube feeding（間欠的口腔食道経管栄養法）
ING：Intermittent Naso-Gastric tube feeding（間欠的経鼻胃経管栄養法）
INE：Intermittent Naso-Esophageal tube feeding（間欠的経鼻食道経管栄養法）
PEG：Percutaneous Endoscopic Gastrostomy（経皮内視鏡的胃瘻造設術）
PEJ：Percutaneous Endoscopic Jejunostomy（経皮内視鏡的空腸瘻造設術）
PTEG：Percutaneous Trans-Esophageal Gastro-tubing（経皮経食道胃管挿入術）
CNJ：Continuous Naso-Jejunal tube feeding（持続的経鼻空腸経管栄養法）
CNG：Continuous Naso-Gastric tube feeding（持続的経鼻胃経管栄養法）
CNE：Continuous Naso-Esophageal tube feeding（持続的経鼻食道経管栄養法）

図3　経腸栄養投与ルート選択のフローチャート

栄養で体重減少を目指す場合，エネルギー蓄積量をマイナスに設定する．具体的なエネルギー蓄積量は，栄養のゴール設定で決まる（**表1**）．ただし，栄養改善の場合にはRefeeding症候群（コラム，101頁参照）に十分留意しながら徐々に投与量を増やしていく．減量の場合には，高度肥満症でない限り，基礎エネルギー消費量を下回らないようにする．

各栄養素の投与量

　エネルギー投与量の次にたんぱく質の投与量を決める．総エネルギー投与量の13〜20%（高齢者では15〜20%）が一つの目安である．この範囲であれば，NPC/N比（non protein calorie/nitrogen；非たんぱくカロリー/窒素比）が150〜200になることが多い．ただし，侵襲時は100〜150，透析導入前の腎不全のときは300〜500とする．たんぱく質投与の上限は2g/体重kgとされるが，体重増加を目指した攻めの栄養管理を行っている場合には，これを超えることがある．一方，体重減少を目指した攻めの栄養管理を行っている場合，エネルギー量は少なくするが，たんぱく質は1g/体重kgを下回らないようにする．たんぱく質の摂取量を少なくすると，体重減少時に筋肉が減少しやすいためである．

　次に脂質の投与量を決める．総エネルギー投与量の20〜30%が一つの目安である．最後

表1　栄養のゴール設定と1日エネルギー蓄積量

栄養のゴール設定	1日エネルギー蓄積量
1カ月で1kg体重増加（減少）	±250kcal
1カ月で2kg体重増加（減少）	±500kcal
1カ月で3kg体重増加（減少）	±750kcal
1カ月で4kg体重増加（減少）	±1,000kcal

に糖質の投与量を,

総エネルギー投与量−たんぱく質−脂質

で計算して決める.

　水分は1ml×推定エネルギーか,体重1kg当たり30〜35mlのいずれかで計算する.脱水や浮腫,心不全,腎不全の場合には,病態に応じて投与量を増減する.ビタミン,ミネラルは基本的に,日本人の食事摂取基準の1日必要量を投与量として,過剰や欠乏の場合には病態に応じて増減する.

栄養からみたリハビリテーション

　栄養からみたリハとは,栄養管理と栄養状態を十分考慮したリハのことである[2].リハ栄養ゴール設定の時点で,栄養管理と栄養状態を十分考慮したリハゴール（機能改善か機能維持か）が設定されているため,ゴール達成に向けたリハ介入を行う.

　低栄養の原因と状態によって,機能訓練の内容は異なる（**表2**）.機能維持が目標の場合,廃用予防を目的とした関節可動域訓練やポジショニング,離床,座位・立位訓練,ADL訓練など2〜3METs以下の軽負荷の機能訓練を比較的短時間で行う.ICUの人工呼吸器管理患者で,早期離床時のエネルギー消費量を調べた論文がある[3].ベッドでの端座位→立位→椅子での座位20分→ベッドに戻るの一連の過程で,離床しない場合より4.56kcal消費するという結果であった[3].つまり,この程度の離床に関しては,エネルギー摂取量を考慮せずに実施してよいといえる.栄養管理が悪いからリハや機能訓練を何も実施しないというのは,誤ったリハ栄養の考え方である.どんなに栄養状態が悪くても（例:BMIが10未満）,どんなに栄養管理が悪くても（例:1日エネルギー摂取量が0kcal）,機能維持目標の機能訓練が禁忌となることはない.

　現時点で高度の低栄養でも,栄養状態が改善方向にあり,今後も改善することが予測できる場合には,機能改善目的にレジスタンストレーニングや持久性トレーニングを実施してよい.どんなにやせていても（例:BMIが10未満）,どんなに検査値が悪くても（例:血清アルブミン値が1g/dl未満）,今後もBMIや検査値の改善を予測できる場合には,機能改善目標の機能訓練は禁忌ではない.

　高度侵襲（CRP 10mg/dl以上が目安）の場合,筋肉の異化が亢進し,発熱や倦怠感を認めることが多いため,異化期のうちは機能維持を目標とする.同化期に移行したら,機能改善を目標とした機能訓練と攻めの栄養管理を行う.しかし,悪液質でCRP高値が持続する場合,同化期への移行を期待しにくい.この場合には,不応性悪液質（終末期）でなければ,

表2 原因別低栄養時の機能訓練

低栄養の原因	推奨	ステージによる変更
飢餓	Refeeding症候群とそのリスク状態や，栄養管理が不適切なら，廃用性筋萎縮予防，離床，2〜3METs程度の軽負荷のADL訓練	適切な栄養管理がなされ，栄養状態が維持・改善傾向になったら，機能改善目標の機能訓練へ移行
侵襲	異化期には廃用性筋萎縮予防，離床，2〜3METs程度のADL訓練	同化期に移行したら，攻めの栄養管理と機能改善目標の機能訓練
悪液質	栄養改善：多職種・多方面での介入 運動療法：飢餓がなければ積極的な機能訓練	不応性悪液質になったら，緩和医療の一環としてのQOL維持の機能訓練と栄養管理に移行

(森，2017)[2]

機能改善目的のレジスタンストレーニングや持久性トレーニングの実施を検討する．実際，炎症反応高値（CRP 9.1〜7.7 mg/d*l*）のCOPDで，十分なリハ栄養モニタリングのもとでのリハ栄養介入で，機能改善した患者もいる[4]．運動には抗炎症作用があるため，レジスタンストレーニングや持久性トレーニングが悪液質を改善する可能性がある．炎症が改善すれば食欲が増加して異化が減少するため，食事摂取量が増加して栄養改善しやすくなる．

文献

1) 金久弥生：リハビリテーション栄養介入①リハビリテーションからみた栄養管理．リハ栄養1：86-93，2017．
2) 森 隆志：リハビリテーション栄養介入②栄養からみたリハビリテーション．リハ栄養1：94-98，2017．
3) Nydahl P et al：Caloric consumption during early mobilisation of mechanically ventilated patients in Intensive Care Units. *Clin Nutr* **39**：2442-2447, 2020.
4) 武澤明子：めざせ！リハビリテーション栄養のNST48 ― CAREガイドラインに基づく症例報告CASE No.26 リハビリテーション栄養管理により炎症反応高値でも機能改善したサルコペニアを有する慢性閉塞性肺疾患患者．臨床栄養**130**：654-663，2017．

Ⓒ Ⓤ Ⓛ Ⓝ Ⓞ リハビリテーション訓練室に管理栄養士の専任を

リハ訓練室で高エネルギーやリハ栄養の栄養剤（ゼリー飲料を含む）を飲む患者は，2010年以前にはほとんどいなかったが，現在では普通となった．低栄養状態の患者では，運動前後にたんぱく質と糖質を含んだ栄養剤を飲むことで，筋肉量が増加してADLや歩行が改善する可能性がある．三度の食事だけで十分なエネルギーを摂取することは難しい高齢者に，エネルギー蓄積量を考慮した攻めの栄養管理を行う際にも有用である．

次は，リハ訓練室に管理栄養士が常駐する時代を目指したい．2020年の診療報酬改定で，回復期リハ病棟や集中治療室では，管理栄養士の病棟専任が評価された．今後，その他の病棟でも同様な評価がされると予測される．しかし，病棟専任の管理栄養士は1日の大半を病棟で過ごすため，一定以上の時間をリハ訓練室にいるとは考えにくい．入院リハだけでなく外来リハでも，リハ栄養は重要である．リハ訓練室に管理栄養士が常駐することで，栄養状態と生活機能がより改善するというエビデンスを期待したい．

6 リハビリテーション栄養モニタリング

内容のポイント POINT

▶ リハ栄養モニタリングとは，リハ栄養介入後に再評価，再診断を実施することである.

▶ リハ栄養モニタリングは，仮説思考における仮説検証の結果判断のステップといえる.

▶ リハ栄養ゴール，リハ栄養診断の項目，ICFの項目，QOL，フレイルをモニタリングする.

▶ 攻めの栄養管理では，高血糖，脂質異常症，脂肪肝，腎障害，電解質異常を認めることがある.

▶ 攻めの栄養管理では，血糖値，TG，T-chol，AST，ALT，BUN，Cr，Na，K，Clをモニタリングする.

　リハ栄養モニタリングとは，リハ栄養介入後の状態と，臨床経過を観察して再評価，再診断を実施することである[1]．リハ栄養モニタリングは，仮説思考における仮説検証の結果判断のステップといえる．結果判断により仮説が適切と判断できれば，仮説であるリハ栄養介入を継続または終了することができる．一方，仮説が適切でないという判断であれば，仮説が適切でなかった原因を考えて，新たな仮説を作成して新たなリハ栄養介入を行う.

リハビリテーション栄養モニタリングの項目

　リハ栄養モニタリングでは，リハ栄養ゴールを達成したかどうかとともに，リハ栄養診断の項目，ICFの項目，QOL，フレイルなどをモニタリングする．リハゴールと栄養ゴールの両方とも達成していれば，ベストである．リハゴールのみ達成した場合，栄養状態が悪化していなければ可としてよい．一方，栄養ゴールのみ達成した場合，体重増加が筋肉ではなく脂肪で増加して，生活機能改善につながっていない可能性を考慮する．リハゴールと栄養ゴールの両方とも達成しなかった場合には，ゴール設定やリハ栄養介入が不適切であった可能性を考慮する．リハ栄養介入の期間中に急性疾患・外傷を発症して，十分な機能訓練や攻めの栄養管理を行えなかった場合には，やむを得ないと考える.

　リハ栄養診断の項目では，栄養障害・サルコペニア・栄養素摂取の過不足が改善したかどうかをモニタリングする．つまり，体重，BMI，筋肉量，筋力，身体機能，エネルギー摂取量，エネルギー消費量が変化したかどうかを評価する．ICFの項目では，生活機能である心身機能・身体構造，活動，参加が変化したかどうかを評価する．QOLは，定性的に評価するのではなく，SF-36やSF-8といった包括的尺度や，SarQoLやSWAL-QOLといった疾患特異的尺度の前後比較で，定量的に変化したかどうかを評価する．身体的フレイルでは，

J–CHS基準に含まれる体重，握力，疲労感，歩行速度，身体活動が変化したかどうかを評価する．

低栄養の改善を目指した攻めの栄養管理を行う場合には，エネルギー摂取過多によって，高血糖，脂質異常症，脂肪肝，腎障害，電解質異常を認めることがある．そのため，1週間に1回以上，血液検査で血糖値，TG，T-chol，AST，ALT，BUN，Cr，Na，K，Cl（Refeeding症候群のリスクが少しでもある場合にはP，Mg）をモニタリングすべきである．長期療養施設や在宅などで頻回の血液検査が困難な場合には，血液検査の代わりに尿検査で尿蛋白，尿糖をモニタリングするとともに，浮腫，多飲，多尿，意識障害などの症状をモニタリングする．

リハビリテーション栄養モニタリングの頻度・期間

リハ栄養モニタリングの頻度や期間は，セッティングによって異なる．急性期病院や回復期リハ病院で栄養障害，サルコペニア，栄養素摂取の過不足を認める患者には，1週間に1回以上，リハ栄養診断の項目のモニタリングが必要である．ただし，ICFの項目に関しては内容によって，1カ月に1回程度のモニタリングでも十分である．一方，長期療養施設や在宅で栄養障害，サルコペニア，栄養素摂取の過不足を認める患者には，1カ月に1〜2回程度，リハ栄養診断の項目のモニタリングを行えばよい．

モニタリングからアセスメント・診断推論へ

リハ栄養ケアプロセスのサイクルは，1回で終わりではなく何回も回し続けることが重要である．そのため，リハ栄養ゴールを達成できなかった場合には特に，リハ栄養モニタリングの後に，リハ栄養アセスメント・診断推論からリハ栄養診断を再度行う．

1）**低栄養，サルコペニアのリハ栄養診断に対して，体重を1カ月で1kg増加するという栄養ゴールの設定を行ったが，2週間の時点で体重が全く増加しなかった場合**

・エネルギー蓄積量を1日250kcalとしたが，誤嚥性肺炎や急性腸炎を認めたため，蓄積量分の食事を摂取できなかった．

➡栄養素の摂取不足と診断して，エネルギー蓄積量を1日250kcalのままとするか500kcalとするか検討する．

・蓄積量分の食事を摂取できたが，機能訓練や身体活動，筋緊張亢進や不随意運動でのエネルギー消費量が，当初の見込みより多かった．

➡栄養素の摂取不足と診断して，エネルギー蓄積量を1日500〜750kcalとする．

・蓄積量分の食事を摂取できたが，未診断の慢性閉塞性肺疾患や慢性心不全を有することが判明して，実は悪液質であった．

➡低栄養の新たな原因である悪液質に対して，まずは慢性閉塞性肺疾患や慢性心不全の治療を行う．心臓悪液質に対して最も効果的な治療は，リハ栄養介入ではなくβブロッカーとACE阻害剤の使用である．そのうえで，エネルギー蓄積量を1日500〜750kcalとする．エイコサペンタエン酸（EPA）製剤の使用を検討する．運動量を増やして，運動による抗炎症作用を期待する．

・蓄積量分の食事を摂取できたが，胃がん術後で実は吸収不良症候群であった.

➡ 低栄養の新たな原因である吸収不良症候群に対して，経口摂取では栄養改善を見込めないため，静脈栄養を開始する.

2) 低栄養，サルコペニアのリハ栄養診断に対して，体重を1カ月で1kg増加するという栄養ゴールの設定を行ったが，2週間の時点で体重が1.5kg増加した場合

・エネルギー蓄積量を1日250kcalとしたが，家族の持ち込みによる食事やお菓子が別にあり，実際のエネルギー蓄積量は1日750kcal程度となっていた.

➡ 体重が1カ月に3kg増加したほうが低栄養や生活機能の改善によりよい場合には，栄養素の摂取過剰とは診断せずに，現在の栄養管理を継続する. 一方，脂肪での体重増加がほとんどであり，1カ月で1kgの体重増加に留めたほうがよい場合には，栄養素の摂取過剰と診断して，家族の持ち込みを中止する.

・蓄積量分の食事を摂取できたが，機能訓練や身体活動，筋緊張低下によるエネルギー消費量が，当初の見込みより少なかった.

➡ 栄養素の摂取過剰と診断して，エネルギー蓄積量を1日0kcalとするか−250kcalとするか検討する.

・蓄積量分の食事を摂取できず，低栄養，慢性心不全，慢性腎不全，慢性肝不全の悪化や，高血圧症に対するカルシウム拮抗薬の副作用で，浮腫で体重増加していた.

➡ 体重増加しているが低栄養，栄養素の摂取不足と診断して，慢性心不全，慢性腎不全，慢性肝不全の治療や，カルシウム拮抗薬の中止，変更を行う. MCTオイル，プロテインパウダー，リハ栄養用の栄養剤を使用するなどして，少量でより多くのエネルギー，たんぱく質を摂取できる栄養介入を行う.

文献
1) 松尾晴代：リハビリテーション栄養モニタリング. リハ栄養 **1**：99-104，2017.

☺ ⓤ 🄻 🄸 🄽 🄽 ERASとESSENSE

　ERAS（enhanced recovery after surgery）とは，手術の安全性向上，術後合併症の軽減，早期回復，在院日数の短縮，コスト軽減を目的とした周術期管理のプロトコールである. ERASの栄養療法の特徴は，周術期に絶飲食をしないことと，第1病日に静脈栄養を中止することである. リハ，早期離床では選択的結腸切除術を例とすると，手術日に入院，手術当日に2時間の離床，術後1日目から8時間以上の離床と2回以上の歩行が組み込まれている.

　わが国では日本外科代謝栄養学会による臨床的成果を目的としたプロジェクトとして，ESSENSE（ESsential Strategy for Early Normalization after Surgery with patient's Excellent satisfaction）がある. 生体侵襲反応の軽減，身体活動性の早期自立，栄養摂取の早期自立，周術期不安軽減と回復意欲の励起の4つを基本理念としている. ESSENSEにはプレハビリテーションも含まれる. 2018年にはICUでの早期離床・リハ加算，2020年にはICUでの早期栄養介入管理加算が認められ，ERASやESSENSEをICUで実施することが当然の時代となった. 今後は，ERASやESSENSEのさらなる質向上が期待される.

Chapter—3

主な疾患の
リハビリテーション栄養

1 サルコペニアの摂食嚥下障害

内容のポイント

▶ サルコペニアには，レジスタンストレーニングを含む包括的運動介入と栄養療法の栄養が有用である．

▶ サルコペニアの摂食嚥下障害は，全身と嚥下筋のサルコペニアで生じる摂食嚥下障害である．

▶ サルコペニアの摂食嚥下障害診断フローチャートを，診断に使用する．

▶ 嚥下筋のレジスタンストレーニングを含めた摂食嚥下リハと栄養改善の併用が重要である．

▶ 医原性サルコペニアの予防が，サルコペニアの摂食嚥下障害の予防に重要である．

サルコペニア診療ガイドライン2017年版

　2017年に日本サルコペニア・フレイル学会が，「サルコペニア診療ガイドライン」を出版した[1]．予防と治療に関する主なステートメントは，以下のとおりである．

・適切な栄養摂取，特に1日に（適正体重）1kg当たり1.0g以上のたんぱく質摂取はサルコペニアの発症予防に有効な可能性があり，推奨する（エビデンスレベル：低，推奨レベル：強）．

・運動習慣ならびに豊富な身体活動量はサルコペニアの発症を予防する可能性があり，運動ならびに活動的な生活を推奨する（エビデンスレベル：低，推奨レベル：強）．

・サルコペニアを有する人への運動介入は，四肢骨格筋量，膝伸展筋力，通常歩行速度，最大歩行速度の改善効果があり，推奨される（エビデンスレベル：非常に低，推奨レベル：弱）．

・サルコペニアを有する人への必須アミノ酸を中心とする栄養介入は，膝伸展筋力の改善効果があり，推奨される．しかしながら，長期的アウトカム改善効果は明らかではない（エビデンスレベル：非常に低，推奨レベル：弱）．

・サルコペニアを有する人へのレジスタンストレーニングを含む包括的運動介入と栄養療法による介入は，単独介入に比べサルコペニアの改善に有効であり，推奨される．しかしながら，長期的アウトカム改善効果は明らかではない（エビデンスレベル：非常に低，推奨レベル：弱）．

・サルコペニアを有する人へのSARM（selective androgen receptor modulator）を含む薬剤は，サルコペニアの改善に一部有効であるが，現時点で承認された薬剤はない（エビデ

ンスレベル：非常に低，推奨レベル：弱）．

サルコペニアと摂食嚥下障害 4学会合同ポジションペーパー

　2019年に日本摂食嚥下リハビリテーション学会，日本サルコペニア・フレイル学会，日本リハビリテーション栄養学会，日本嚥下医学会の4学会が共同で作成した[2]．

・サルコペニアの摂食嚥下障害は，全身と嚥下筋のサルコペニアによって生じる摂食嚥下障害と定義され，全身のサルコペニアが確認されない場合は，「サルコペニアの摂食嚥下障害」という診断名は使用しない．神経筋疾患によるサルコペニアは除外されるが，加齢，活動低下，低栄養，疾患（侵襲と悪液質）による二次性サルコペニアはサルコペニアの摂食嚥下障害の原因に含まれる．

・診断には，信頼性，妥当性が検証されたサルコペニアの摂食嚥下障害診断フローチャートを使用する（図1）[2, 3]．

・サルコペニアの摂食嚥下障害の治療には，嚥下関連筋のレジスタンストレーニングを含めた摂食嚥下リハと栄養改善の併用が重要である．

・約35 kcal/kg理想体重として体重増加を目指した栄養管理を実施した症例報告3例では，約10 kgの体重増加，ADL改善とともに，摂食嚥下機能が改善したことが報告されている．

・「とりあえず安静」「とりあえず禁食」「とりあえず水電解質輸液のみ」という対応により引き起こされる医原性サルコペニアを予防することが，サルコペニアの摂食嚥下障害の予防に重要である．

　「サルコペニアと摂食嚥下障害 4学会合同ポジションペーパー」を日本語訳した全文は，

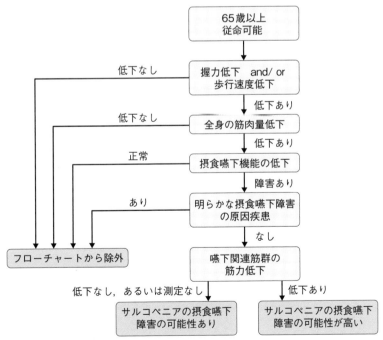

図1　サルコペニアの摂食嚥下障害診断フローチャート

日本リハビリテーション栄養学会ホームページなどに公開されている（https://sites.google.com/site/jsrhnt/link）.

症例提示

　70歳，女性．長女家族と4人暮らし．1年前と3カ月前に2回誤嚥性肺炎で入院したが，抗菌薬による治療後，経口摂取が可能であったため，そのまま自宅退院していた．歩行ベースでADL一部可能，常食の経口摂取可能だが，固形物が飲み込みにくく，エンシュア・H®を1日2缶処方されていた．身長152cm，体重40kg，BMI 17.3.

　今回も誤嚥性肺炎で入院．禁食として，酸素療法と抗生剤で治療され，1週間で肺炎は改善した．その間は水電解質輸液：ソリタ®T3G号1,000ml（300kcal）＋ヴィーン®D 500ml（100kcal）＋ビタメジン®1V（ビタミンB$_1$・B$_6$・B$_{12}$）で管理されていた．PTはベッドサイドで1単位（呼吸リハ，ROM訓練，座位訓練）行われていた．

　肺炎改善後のフードテストでむせを認めたので，今後の食事と栄養のことでリハ栄養チームに依頼があり，同日リハ栄養チームで回診した．本人は早く食事を開始して自宅に退院したいと希望していた．

リハビリテーション栄養アセスメント・診断推論

●ICF（表1）

表1　ICFによる評価

健康・病気	誤嚥性肺炎，サルコペニア
機能障害	摂食嚥下機能（障害），音声機能（障害・嗄声），呼吸機能（障害），筋力の機能（障害），体重維持機能（障害・るいそう），全般的代謝機能（障害），水分・ミネラル・電解質バランスの機能（障害）
活動制限	食事活動（制限），歩行活動（制限），調理活動（制限），コミュニケーション活動（制限）
参加制約	家庭復帰（制約），買物（制約）
個人因子	70歳女性，内向的，食べることが一番の楽しみ
環境因子	長女家族と4人暮らし，一軒家・2階建て，要介護1，身体障害者手帳なし

●フレイル

　J-CHS基準で，入院前から身体的フレイルに該当．認知的フレイルと社会的フレイルには該当しない．

●栄養評価

　MNA®-SF：3点，低栄養．

　EAT-10：18点，摂食嚥下障害の疑い．

　反復唾液嚥下テスト：3回空嚥下．

　フードテスト：むせあり．

　3mlの改訂水飲みテスト：むせなし．

　30mlの水飲みテスト：数回に分けて嚥下，全量は不可．

これらの結果より咽頭期の嚥下障害を認め，直接訓練は困難と判断した．嚥下造影や嚥下内視鏡が必要である．

身体計測：身長152cm，体重38kg，BMI 16.4，体重減少率5%（入院後），AC 18.2cm，TSF 0.6cm，AMC 16.3cm，AMA 21.2cm^2，%TSF 35.1%，%AMC 80.5%，%AMA 63.9%，CC 25.5cm，握力右15kg，左15kg.

検査値（**表2**）：窒素バランスは負，アルブミン，リンパ球数（828/mm^3），ヘモグロビン，コリンエステラーゼ，総コレステロールの低下を認める．

エネルギー消費量：基礎エネルギー消費量：972kcal，全エネルギー消費量：活動係数

表2　リハ栄養チーム回診時の検査値

項目	リハ栄養チーム回診時	基準値
白血球数	$4.6×10^3$/mm^3	$3.3～9.0×10^3$
好中球	72%	40～75
リンパ球	18%	18～49
赤血球数	$324×10^4$/mm^3	$380～500×10^4$
ヘマトクリット	30%	34.8～45.0
ヘモグロビン	10.3g/dL	11.5～15.0
血小板数	$42×10^4$/mm^3	$14.0～34.0×10^4$
総蛋白	5.3g/dL	6.7～8.3
アルブミン	2.6g/dL	3.8～5.3
総ビリルビン	0.5mg/dL	0.2～1.1
直接ビリルビン	0.1mg/dL	0～0.5
アルカリフォスファターゼ	198IU/L	100～325
GOT（AST）	9IU/L	10～40
GPT（ALT）	8IU/L	5～45
γ-GTP	18IU/L	≦30
BUN	7.5mg/dL	8～23
クレアチニン	0.39mg/dL	0.47～0.79
尿酸	5.5mg/dL	≦7.0
総コレステロール	113mg/dL	120～219
中性脂肪	106mg/dL	50～150
空腹時血糖	104mg/dL	70～109
コリンエステラーゼ	171IU/L	250～500
アミラーゼ	59IU/L	55～175
Na	135mEq/L	137～147
K	4.6mEq/L	3.5～5.0
Cl	99mEq/L	98～108
Ca	8.9mg/dL	8.4～10.4
P	3.8mg/dL	2.5～4.5
Mg	2.2mg/dL	1.9～2.5
CRP	0.9mg/dL	≦0.5
尿中尿素窒素	3.7g/日	
窒素バランス	−4.6g/日	

1.2，ストレス係数1.1で1,283kcal.

　エネルギー摂取量：禁食．末梢静脈で1日400kcal，アミノ酸，脂肪は0g.

　摂取量－消費量＝－883kcalと負の栄養バランス.

リハビリテーション栄養診断

①栄養障害

- ・低栄養あり：GLIM基準で，現症は意図しない体重減少，低BMI，筋肉量減少に該当．病因は食事摂取量減少/消化吸収能低下，炎症に該当．低栄養の原因は飢餓，侵襲.
- ・栄養素の不足状態あり：三大栄養素，微量栄養素とも不足状態．原因は入院前からの低栄養と入院後の不適切な栄養管理.

②サルコペニア

- ・サルコペニアあり：AWGS2019基準で，筋肉量減少，筋力低下，身体機能低下に該当．原因は活動，栄養，疾患．加齢の可能性あり．サルコペニアの摂食嚥下障害疑い.

③栄養素摂取の過不足

- ・栄養素の摂取不足あり：エネルギーバランスが－883kcal．三大栄養素，微量栄養素とも摂取不足．原因は入院後の不適切な栄養管理.

リハビリテーション栄養ゴール設定

STG（2W）

リハ：嚥下は直接訓練が可能か見極め．歩行ベースでADL一部自立.

栄養：静脈栄養から経管栄養に移行して，エネルギー必要量を投与．現在の体重維持（38kg）.

LTG（1M）

リハ：歩行ベースでADL全自立して自宅退院.

栄養：胃瘻から経管栄養．可能なら経口摂取併用．体重1kg増加（39kg）.

リハビリテーション栄養介入

●リハビリテーションからみた栄養管理

　栄養投与ルート：最初は経管栄養（経鼻経管）と末梢静脈栄養の併用．胃瘻を造設して徐々に経管栄養のみに移行．可能なら経口摂取を併用する.

　推定エネルギー必要量：

　エネルギー消費量（1,283kcal）＋エネルギー蓄積量（月2kg強の栄養改善を目指すため517kcal）＝1,800kcal（理想体重1kg当たり約35kcal）.

　経管栄養：1日3回ラコール® 100mlずつ（計300kcal）.

　末梢静脈栄養：ビーフリード® 1,000ml（420kcal）＋20％イントラリポス® 100ml（200kcal）.

1日920kcalと基礎エネルギー消費量程度だが，Refeeding症候群に留意して最初はこの程度で徐々に経管栄養を増やしていく．

●栄養からみたリハビリテーション（表3）

表3　リハビリテーションの種類，内容，時間

種類	目標	内容	時間
PT	機能維持	呼吸訓練，ADL訓練，起居動作訓練など	40分
ST	直接訓練可能	摂食嚥下訓練	40分
看護師	直接訓練可能	摂食機能療法	30分

経過とリハビリテーション栄養モニタリング

経過を表4に示す．嚥下造影検査で，中等度の喉頭挙上不全，軽度の食道入口部の開大不全，咽頭残留を認めた．摂食嚥下障害の明らかな原因疾患は存在せず，サルコペニアの摂食嚥下障害診断フローチャートを使用して，サルコペニアの摂食嚥下障害の可能性が高いと診断した．

治療開始2週間後の嚥下造影検査で，喉頭挙上と食道入口部開大に改善を認め，嚥下調整食コード0j，1jであれば経口可能と判断して，1日3回，嚥下調整食コード0j，1jの経口摂取を開始した．その2週間後の嚥下造影検査では，咽頭残留は軽度であったため，嚥下調整食コード3に変更して経管栄養を中止した．その5日後に自宅退院し，退院時の体重は40kgであった．本人は「最初の誤嚥性肺炎のときにここまでしてくれればもっとよかったのに」と感じていたが，食事ができることを喜んでいた．

リハ栄養モニタリングでは，STG，LTGともほぼ達成した．リハ栄養診断では，低栄養，サルコペニアは残存したが改善傾向であった．栄養素の摂取不足は改善した．身体的フレイルも残存したが，改善傾向でありADLは自立した．攻めの栄養管理による高血糖，脂質異

表4　リハ栄養チーム介入後の経過

経過	栄養ケアプラン	摂取エネルギー量
7日後	経腸栄養は1日3回半固形化したラコール® 300mlずつ（900kcal）．末梢静脈栄養はビーフリード® 500ml（210kcal）＋20％イントラリポス® 200ml（400kcal）．	経腸栄養900kcal，静脈栄養610kcal，計1,510kcal．
14日後	経腸栄養は1日3回半固形化したラコール® 600mlずつ（1,800kcal）．白湯300ml，食塩3g．末梢静脈栄養は中止．体重38kg．ADLは歩行ベースで一部自立．	経腸栄養1,800kcal．
21日後	1日3回，嚥下調整食コード0j，1jの経口摂取開始（600kcal）．経腸栄養は1日3回半固形化したラコール® 400mlずつ（1,200kcal）．白湯300ml，食塩3g．	経口600kcal，経腸栄養1,200kcal，計1,800kcal．
28日後	1日3回，嚥下調整食コード2の経口摂取開始（1,200kcal）．経腸栄養は1日2回半固形化したラコール®朝，夕400mlずつ（800kcal）．体重39kg．ADLは歩行ベースで一部自立．	経口1,200kcal，経腸栄養800kcal，計2,000kcal．
35日後	嚥下調整食コード3の経口摂取開始（1,800kcal）全量経口摂取．経腸栄養は中止．	経口1,800kcal．
40日後	嚥下調整食コード4（1,800kcal）全量経口摂取で自宅退院．体重40kg．ADLは歩行ベースで全自立．	経口1,800kcal．

常症，脂肪肝，腎障害，電解質異常は認めなかった．

　自宅退院3カ月後には，誤嚥性肺炎の再発はなく，体重は43kgに増加した．嚥下機能も改善し，常食を経口摂取可能となった．摂食嚥下障害の原因疾患を検索しないで，機能訓練だけ行うのは問題である．この症例でも当初からサルコペニアの摂食嚥下障害の可能性が高いと診断して，積極的に栄養改善による嚥下機能改善を目指していれば，3回も誤嚥性肺炎を起こすことはなかったと考える．

文献

1) 日本サルコペニア・フレイル学会/国立長寿医療研究センター：サルコペニア診療ガイドライン2017年版，ライフサイエンス出版，2017.
2) Fujishima I et al：Sarcopenia and dysphagia：Position paper by four professional organizations. *Geriatr Gerontol Int* **19**：91-97, 2019
3) Mori T et al：Development, reliability, and validity of a diagnostic algorithm for sarcopenic dysphagia. *JCSM Clinical Reports* **2**：e00017, 2017.

COLUMN TNT-Rehabilitation 研修会

　2019年から日本リハビリテーション栄養学会とアボットジャパン合同会社で，TNT-Rehabilitation研修会を開始した．TNT研修会は，もともとは医師向けに企画された臨床栄養に関する2日間の研修会である．TNTには，高齢者の栄養療法に関するTNT-Geriatric，腎疾患の栄養療法に関するTNT-Renal，リハ栄養に関するTNT-Rehabilitationなどがある．TNT-Rehabilitation研修会は，講義・ワークショップ・ケーススタディの3部構成となっていて，リハ栄養の基本的事項について体系的に学習できる唯一の正式な研修会である．また，リハ栄養指導士を取得するための条件となっている．他のTNTは海外で作成され日本語に翻訳されたものを使用しているが，TNT-Rehabilitationは日本リハ栄養学会が中心となって日本語で作成したものである．年に数回，TNT-Rehabilitation研修会を開催しているので，リハ栄養を体系的に学習したい方や，リハ栄養指導士の取得を目指したい方は，ぜひ参加してほしい．遠からず英語版を作成して，海外でTNT-Rehabilitation研修会を開催したいと考えている．

2 脳卒中

内容のポイント

▸ 侵襲や摂食嚥下障害などで，低栄養を認めることが少なくない．

▸ 急性期に栄養状態が悪いと，生命予後と機能予後が悪い．

▸ リハを実施されている急性期の脳血管疾患患者には，強化型栄養療法を行うことが推奨される．

▸ 過栄養の患者では，適正体重の患者と比較して ADL の改善が少ない．

▸ 過栄養の場合，脂肪の異常蓄積を改善することで，ADL のゴールをより高くできることがある．

リハビリテーション栄養診療ガイドライン2020年版

【クリニカルクエスチョン】リハを実施している高齢の脳血管疾患患者に，強化型栄養療法は行うべきか？

【推奨】リハを実施している急性期の高齢の脳血管疾患患者において，感染の合併症を減らし，日常生活活動（ADL）を改善する目的に，強化型栄養療法を行うことを提案する（弱い推奨／エビデンスの確実性：低い）．栄養管理の適切な投与量・経路は，嚥下能力や腸管機能といった個々の状況によって選択すべきで，強化型栄養療法の方法には経口栄養剤や高たんぱく質食品，その他のサプリメントがある[1]．

症例提示

70歳，女性．既往歴：高血圧症．夫と2人暮らし．発症前は歩行ベースで ADL 全自立，常食経口摂取可能．右利き．認知症なし．身長152cm，体重70kg，BMI 30.3.

右視床出血を発症して急性期病院に入院．保存的加療と急性期リハ（PT 20分，OT 20分）を施行された後，リハ継続目的にて発症14日後，回復期リハ病院に転院となった．JCS 0，左片麻痺は Brunnstrom stage で上肢Ⅲ，手指Ⅱ，下肢Ⅲ．感覚は表在覚，深部覚とも重度鈍麻．高次脳機能障害は注意障害のみ．構音障害，摂食嚥下障害は認めない．ADL は車椅子ベースで食事，整容，排泄コントロールのみ自立．座位バランス不安定．転院日から訓練室でPT 60分（ROM訓練，ファシリテーション，ADL訓練，立位・歩行訓練など），OT 60分（患手管理指導，ADL訓練，座位訓練，認知訓練など）が開始となった．食事は1,600kcalのエネルギーコントロール食を開始した．

肥満が訓練の阻害因子になっているため，肥満改善目的でリハ栄養チームに依頼があり，入院3日後にリハ栄養チームで回診した．本人は何としても家のなかを歩きたいと強く希望していた．

リハビリテーション栄養アセスメント・診断推論

●ICF（表1）

表1　ICFによる評価

健康・病気	右視床出血，高血圧症
機能障害	左片麻痺，左半身感覚（障害），注意機能（障害），体重維持機能（障害・肥満）
活動制限	歩行活動（制限），家事活動（制限），旅行活動（制限）
参加制約	家庭復帰（制約），旅行（制約）
個人因子	70歳女性，外向的，友人との旅行が一番の楽しみ
環境因子	夫と2人暮らし，一軒家・2階建て，介護認定なし，身体障害者手帳なし

●フレイル

　脳出血発症前は，身体的フレイル，認知的フレイル，社会的フレイルに該当しない．

●栄養評価

　MNA®-SF：10点，低栄養のリスクあり．

　EAT-10：0点，摂食嚥下障害なし．

　身体計測：身長152cm，体重68kg，BMI 29.4，腹囲94cm，AC 31.6cm，TSF 2.8cm，AMC 22.8cm，AMA 41.4cm^2，%TSF 164%，%AMC 113%，%AMA 125%，CC 35.0cm，握力右20kg，左0kg．

　検査値（表2）：窒素バランスは正，リンパ球数（2,496/mm^3）を含め，ほぼ正常範囲．BMI 29.4より肥満を認める．

　エネルギー消費量：基礎エネルギー消費量：標準体重（50.8kg）で計算して1,094kcal，全エネルギー消費量：活動係数1.4，ストレス係数1.0で1,532kcal．

　エネルギー摂取量：エネルギーコントロール食1日1,600kcal，たんぱく質70g．

　摂取量－消費量＝＋68kcalとわずかに正の栄養バランス．

リハビリテーション栄養診断

①栄養障害

- 低栄養のリスク状態あり：MNA®-SFで10点．GLIM基準で，現症，病因とも該当なし．
- 過栄養あり：BMI 29.4と肥満を認め，腹囲94cmと脂肪の異常蓄積を認める．過栄養の原因は，脳出血発症前のエネルギー摂取過剰とエネルギー消費不足．
- 栄養素の過剰状態あり：三大栄養素のみ過剰状態．原因は，脳出血発症前のエネルギー摂取過剰とエネルギー消費不足．

表2 リハ栄養チーム回診時の検査値

項目	リハ栄養チーム回診時	基準値
白血球数	$6.4×10^3/mm^3$	$3.3~9.0×10^3$
好中球	44%	40~75
リンパ球	39%	18~49
赤血球数	$427×10^4/mm^3$	$380~500×10^4$
ヘマトクリット	41.9%	34.8~45.0
ヘモグロビン	14.2g/dL	11.5~15.0
血小板数	$28×10^4/mm^3$	$14.0~34.0×10^4$
総蛋白	7.3g/dL	6.7~8.3
アルブミン	3.8g/dL	3.8~5.3
総ビリルビン	0.6mg/dL	0.2~1.1
直接ビリルビン	0.1mg/dL	0~0.5
アルカリフォスファターゼ	236IU/L	100~325
GOT（AST）	38IU/L	10~40
GPT（ALT）	42IU/L	5~45
γ-GTP	29IU/L	≦30
BUN	15.9mg/dL	8~23
クレアチニン	0.76mg/dL	0.47~0.79
尿酸	6.9mg/dL	≦7.0
総コレステロール	218mg/dL	120~219
中性脂肪	143mg/dL	50~150
空腹時血糖	104mg/dL	70~109
コリンエステラーゼ	378IU/L	250~500
アミラーゼ	143IU/L	55~175
Na	145mEq/L	137~147
K	4.5mEq/L	3.5~5.0
Cl	108mEq/L	98~108
Ca	9.5mg/dL	8.4~10.4
P	4.2mg/dL	2.5~4.5
Mg	2.4mg/dL	1.9~2.5
CRP	0.7mg/dL	≦0.5
尿中尿素窒素	6.9g/日	
窒素バランス	＋1.0g/日	

②サルコペニア

・サルコペニアなし：AWGS2019基準で，筋肉量減少なし，筋力低下なし．身体機能低下はあるが，筋肉量や筋力ではなく片麻痺が原因．

③栄養素摂取の過不足

・栄養素摂取の過不足なし：エネルギーバランスが＋68kcalと0に近いため，摂取不足でも摂取過剰でもない．ただし，意図的な体重減少を目指す場合には，摂取過剰といえる．

リハビリテーション栄養ゴール設定

STG（1M）

リハ：屋内歩行自立の見極め．車椅子ベースでADL一部自立（移乗見守り）．

栄養：体重1.5kg減少．

LTG（6M）

リハ：大幅に体重減少すれば歩行ベースで家屋内ADL自立（入浴，階段のみ見守り）．現体重なら車椅子ベースでADL一部自立（トイレ動作見守り～自立）．

栄養：体重10kg減少．

リハビリテーション栄養介入

●リハビリテーションからみた栄養管理

栄養投与ルート：経口摂取．

推定エネルギー必要量：

エネルギー消費量（1,532kcal）－エネルギー蓄積量（月に1.5kgの減量を目指すため－332kcal）＝1,200kcal．

経口摂取：エネルギーコントロール食1,200kcal．たんぱく質70gとする．基礎エネルギー消費量（1,094kcal）を下回らないようにする．

●栄養からみたリハビリテーション（表3）

表3　リハビリテーションの種類，内容，時間

種類	目標	内容	時間
PT	機能改善	ROM訓練，ファシリテーション，ADL訓練，歩行訓練など	120分
OT	機能改善	患手管理指導，ADL訓練，座位訓練，認知訓練など	60分

経過とリハビリテーション栄養モニタリング

　経過を表4に示す．1カ月後に体重が3kg減少して65kgとなり，移乗が自立した．そのため，左片麻痺は重度のままであったが，LTGを5カ月後に歩行ベースで家屋内ADL自立とした．本人は食事量が少ないのはつらいが，歩けるようになるためならこの食事で頑張ると前向きであった．

　5カ月後には体重がさらに8kg減少して57kg（BMI 24.7）と適正体重になった．T杖と両側金属支柱付き短下肢装具で屋内歩行が自立して自宅退院となった．退院3カ月後は体重が1kg増加したが，家屋内ADLはすべて自立して，自宅周囲の屋外歩行も見守りで可能となった．

　リハ栄養モニタリングでは，STG，LTGとも達成した．リハ栄養診断では，低栄養のリスク状態，過栄養，栄養素の過剰状態とも改善した．体重は減少したが筋肉量や筋力は減少せず，サルコペニアにはならなかった．意図的に食事摂取量を減らしたため，栄養素の摂取不

表4 リハ栄養チーム介入後の経過

経過	リハ栄養ケアプラン	エネルギー摂取量
1カ月後	体重3kg減少(65kg),移乗自立. エネルギーコントロール食(1,200kcal).	経口1,200kcal.
5カ月後	体重8kg減少(57kg),屋内歩行自立. エネルギーコントロール食(1,200kcal).	経口1,200kcal.

足には該当しなかった.身体的フレイルのレベルではあるが,ADLは自立した.体重減少による有害事象を認めなかった.

　過栄養の脳卒中患者ではADLの改善が少なくなるため,脂肪の異常蓄積を改善することでADLの改善を引き出すリハ栄養ケアプロセスが大切である.脂肪の異常蓄積の改善は容易でないが,訓練意欲の高い患者では成功することが多い.

文献

1) Nishioka S et al：Clinical practice guidelines for rehabilitation nutrition in cerebrovascular disease, hip fracture, cancer, and acute illness：2020 update. *Clin Nutr ESPEN* **43**：90-103, 2021.

リハビリテーション薬剤

　リハ薬剤とは,フレイル高齢者や障害者の機能,活動,参加,QOLを最大限高める「リハからみた薬剤」や「薬剤からみたリハ」である[1,2].たとえば,ポリファーマシーのためにフレイルや要介護・障害となっている場合,リハ薬剤の視点が有用である.「リハからみた薬剤」とは,生活機能の評価およびリハを考慮した薬物治療を行うことである.たとえば,生活機能障害に対する薬物治療や,ポリファーマシーで生活機能障害を認める場合の薬剤調整は,リハからみた薬剤である.

　一方,「薬剤からみたリハ」とは,薬物治療の内容を考慮したリハを行うことである.たとえば,統合失調症の治療で抗精神病薬を使用している場合,薬剤性パーキンソン症候群を認めやすい.リハ的には抗精神病薬の中止が望ましいが,精神科的には抗精神病薬を中止できないことが多い.この場合,薬剤性パーキンソン症候群があるなかで,どれだけ生活機能や栄養状態を改善できるかが重要である.PT・OT・STは,薬物有害事象による生活機能低下の第一発見者となることが少なくないため,リハ栄養だけでなくリハ薬剤の視点ももってもらいたい.

1) Wakabayashi H：Rehabilitation pharmacotherapy：A combination of rehabilitation and pharmacotherapy. *J Gen Fam Med* **19**：43-44, 2018.
2) 若林秀隆・他(編)：機能・活動・参加とQOLを高めるリハビリテーション薬剤,じほう,2019.

3 大腿骨近位部骨折

内容のポイント

▶ 骨折前から栄養障害，サルコペニア，フレイルを合併していることが多い．

▶ 骨折と手術による侵襲や周術期の禁食で，栄養障害が悪化しやすい．

▶ 術後早期からのリハと併用して強化型栄養療法を行うことが推奨される．

▶ サルコペニアの摂食嚥下障害を認めることがあるため，必ず摂食嚥下機能を評価する．

▶ 転院時にはリハ栄養サマリーなどで，リハ栄養ケアプロセスの連携を行う．

リハビリテーション栄養診療ガイドライン2020年版

【クリニカルクエスチョン】リハを実施している高齢の大腿骨近位部骨折患者に，強化型栄養療法を行うべきか？

【推奨】リハを実施している65歳以上の大腿骨近位部骨折の患者において，死亡率および合併症発症率の低下やADLの改善を目的に，強化型栄養療法を行うことを提案する（弱い推奨/エビデンスの確実性：低い）[1]．

症例提示

　79歳，男性．既往歴：高血圧症．長男家族と5人暮らし，骨折前は歩行ベースでADL自立，常食経口摂取可能．認知症なし．身長157cm，体重45kg，BMI 18.3.

　転倒して右大腿骨頸部骨折を受傷し入院．翌日に人工骨頭置換術を受けた．手術の翌日から常食開始となったがむせを認め，2日後に誤嚥性肺炎と診断された．禁食として，酸素療法と抗生剤で治療され，1週間で肺炎は改善した．その間は水電解質輸液：ソリタ® T3号500ml（86kcal）＋ヴィーン® D 1,000ml（200kcal）＋ビタメジン® 1V（ビタミンB$_1$・B$_6$・B$_{12}$）のみであった．PTはベッドサイドで20分（呼吸リハ，ROM訓練，座位訓練）行っていた．面会に来た孫から「やせたね」といわれて，本人は落ち込んでいた．

　肺炎改善後の水飲みテストでむせたので，今後の食事と栄養のことでリハ栄養チームに依頼があり，翌日リハ栄養チームで回診した．本人は食事開始を強く希望していた．

リハビリテーション栄養アセスメント・診断推論

●ICF (表1)

表1　ICFによる評価

健康・病気	右大腿骨頸部骨折，誤嚥性肺炎，サルコペニア，高血圧症
機能障害	右下肢筋力 (障害)，摂食嚥下機能 (障害)，呼吸機能 (障害)，体重維持機能 (障害・るいそう)，全般的代謝機能 (障害)，水分・ミネラル・電解質バランスの機能 (障害)
活動制限	歩行活動 (制限)，趣味 (麻雀) 活動 (制限)
参加制約	家庭復帰 (制約)，雀荘での麻雀 (制約)
個人因子	79歳男性，外向的，麻雀が一番の楽しみ
環境因子	長男家族と5人暮らし，二世帯住宅，介護認定なし，身体障害者手帳なし

●フレイル

大腿骨近位部骨折の発症前から，J-CHS基準で身体的フレイルに該当．認知的フレイルと社会的フレイルには該当しない．

●栄養評価

MNA®-SF：2点，低栄養．

EAT-10：5点，摂食嚥下障害の疑い．

反復唾液嚥下テスト：1回空嚥下．

フードテスト：むせ，口腔内残留なし．

3 mlの改訂水飲みテスト：むせなし．

30 mlの水飲みテスト：むせあり．

これらの結果より咽頭期の嚥下障害は認めるが，直接訓練は可能と判断した．

身体計測：身長157 cm，体重41 kg，BMI 16.6，体重減少率8.9% (入院後)，AC 19.6 cm，TSF 0.4 cm，AMC 18.3 cm，AMA 26.8 cm^2，%TSF 39.2%，%AMC 80.8%，%AMA 64.8%，左CC 26.5 cm，握力右17 kg，左14 kg．

検査値 (表2)：窒素バランスは負，アルブミン，リンパ球数 (858/mm^3)，ヘモグロビン，コリンエステラーゼ，総コレステロールの低下を認める．

エネルギー消費量：基礎エネルギー消費量：945 kcal，全エネルギー消費量：活動係数1.2，ストレス係数1.2で1,361 kcal．

エネルギー摂取量：禁食．末梢静脈で1日286 kcal，アミノ酸，脂肪は0 g．

摂取量－消費量＝－1,075 kcalと負の栄養バランス．

表2　リハ栄養チーム回診時の検査値

項目	NST回診時	基準値
白血球数	$7.8 \times 10^3/mm^3$	$3.3 \sim 9.0 \times 10^3$
好中球	54%	40〜75
リンパ球	11%	18〜49
赤血球数	$306 \times 10^4/mm^3$	$380 \sim 500 \times 10^4$
ヘマトクリット	28%	34.8〜45.0
ヘモグロビン	8.5g/dL	11.5〜15.0
血小板数	$27 \times 10^4/mm^3$	$14.0 \sim 34.0 \times 10^4$
総蛋白	5.6g/dL	6.7〜8.3
アルブミン	2.8g/dL	3.8〜5.3
総ビリルビン	0.5mg/dL	0.2〜1.1
直接ビリルビン	0.2mg/dL	0〜0.5
アルカリフォスファターゼ	236IU/L	100〜325
GOT（AST）	23IU/L	10〜40
GPT（ALT）	19IU/L	5〜45
γ-GTP	216IU/L	≦30
BUN	9.7mg/dL	8〜23
クレアチニン	0.48mg/dL	0.47〜0.79
尿酸	3.8mg/dL	≦7.0
総コレステロール	94mg/dL	120〜219
中性脂肪	73mg/dL	50〜150
空腹時血糖	83mg/dL	70〜109
コリンエステラーゼ	103IU/L	250〜500
アミラーゼ	75IU/L	55〜175
Na	139mEq/L	137〜147
K	3.8mEq/L	3.5〜5.0
Cl	103mEq/L	98〜108
Ca	8.4mg/dL	8.4〜10.4
P	2.7mg/dL	2.5〜4.5
Mg	2.1mg/dL	1.9〜2.5
CRP	0.7mg/dL	≦0.5
尿中尿素窒素	4.0g/日	
窒素バランス	−5.0g/日	

リハビリテーション栄養診断

①栄養障害

- 低栄養あり：GLIM基準で，現症は意図しない体重減少，低BMI，筋肉量減少に該当．病因は食事摂取量減少/消化吸収能低下，炎症に該当．低栄養の原因は飢餓，侵襲．
- 栄養素の不足状態あり：三大栄養素，微量栄養素とも不足状態．原因は入院前からの低栄養と入院後の不適切な栄養管理．

②サルコペニア

・サルコペニアあり：AWGS2019基準で，筋肉量減少，筋力低下，身体機能低下に該当．
　原因は加齢，活動，栄養，疾患．

③栄養素摂取の過不足

・栄養素の摂取不足あり：エネルギーバランスが−1,075kcal．三大栄養素，微量栄養素とも摂取不足．原因は入院後の不適切な栄養管理．

リハビリテーション栄養ゴール設定

STG（2W）

リハ：嚥下は3食経口摂取が可能か見極め．車椅子ベースでADL一部自立．

栄養：窒素バランスを正にして，栄養素の摂取不足を解消する．体重維持．

LTG（3M）

リハ：回復期リハ病院に転院のうえ，嚥下は3食経口摂取が可能．歩行ベースでADL全自立して自宅退院．

栄養：体重3kg増加（44kg）．

リハビリテーション栄養介入

●リハビリテーションからみた栄養管理

　栄養投与ルート：経口摂取と末梢静脈栄養．

　推定エネルギー必要量：

　エネルギー消費量（1,361kcal）＋エネルギー蓄積量（月1.5kgの栄養改善を目指すため439kcal）＝1,800kcal（理想体重1kg当たり33kcal）．

　経口摂取：1日1回昼のみゼリー1個（50kcal）．問題なければ段階的摂食訓練を進める．

　末梢静脈栄養：ビーフリード®1,500ml（630kcal）＋20％イントラリポス®200ml（400kcal）．

　1日1,080kcalと基礎エネルギー消費量程度だが，Refeeding症候群に留意して最初はこの程度で徐々に増やしていく．

●栄養からみたリハビリテーション（表3）

表3　リハビリテーションの種類，内容，時間

種類	目標	内容	時間
PT	機能維持	ADL訓練，起居動作訓練，立位・歩行訓練など	80分
ST	3食経口摂取	摂食嚥下訓練	40分
看護師	3食経口摂取	摂食機能療法	30分

表4　リハ栄養チーム介入後の経過

経過	リハ栄養ケアプラン	エネルギー摂取量
2日後	1日3回嚥下調整食コード0j，1jのゼリー（450kcal）に変更．末梢静脈栄養は変更なし．	経口450kcal，静脈栄養830kcal，計1,280kcal．
4日後	1日3回嚥下調整食コード0j，1jのゼリー食（1,000kcal）に変更．末梢静脈栄養はビーフリード® 1,000m*l*（420kcal）＋20%イントラリポス® 200m*l*（400kcal）．	経口1,000kcal，静脈栄養820kcal，計1,820kcal．
7日後	嚥下調整食コード2の経口摂取（1,800kcal）に変更．末梢静脈栄養は中止．	経口1,800kcal．
12日後	嚥下調整食コード3の経口摂取で回復期リハ病院に転院．	経口1,800kcal．

経過とリハビリテーション栄養モニタリング

　経過を**表4**に示す．摂食嚥下障害の明らかな原因疾患は存在せず，サルコペニアの摂食嚥下障害診断フローチャートを使用して，サルコペニアの摂食嚥下障害の可能性が高いと診断された．順調に段階的摂食訓練が進み，経口摂取で回復期リハ病院に転院となった．転院時は体重42kgに改善した．本人は食事ができることに満足していた．PT，ST，管理栄養士が協働して，リハ栄養サマリーを作成した．

　回復期リハ病院では，機能改善を目標として，理学療法を毎日2時間，作業療法を毎日1時間，看護師による摂食機能療法を30分行った．食事は当初ペースト食（1,600kcal）としたが，栄養改善とともに嚥下機能が改善したため，途中で常食（1,700kcal）に変更した．2カ月後に体重45kgとなり，歩行ベースでADLがすべて自立して自宅に退院した．退院後は雀荘に行って麻雀をできるようになり，本人の楽しみとなった．

　リハ栄養モニタリングでは，STG，LTGとも達成した．リハ栄養診断では，低栄養はリスク状態に改善し，サルコペニアは残存したが改善傾向であった．栄養素の摂取不足は改善した．身体的フレイルは残存したが，改善傾向でありADLは自立した．攻めの栄養管理による高血糖，脂質異常症，脂肪肝，腎障害，電解質異常は認めなかった．

　大腿骨近位部骨折に伴う摂食嚥下障害は，サルコペニアが原因のことが多く，適切に評価して対応すれば骨折前の機能まで回復できることが少なくない．しかし，摂食嚥下障害の存在を想定しないなど，周術期での対応を誤ると，誤嚥性肺炎や窒息で致命的となることがある．致命的とならなくても禁食期間が長くなることで，摂食嚥下機能やADLの最終ゴールが低くなることもある．すべての大腿骨近位部骨折患者に摂食嚥下障害の存在を疑うことの重要性を改めて強調する．

文献

1) Nishioka S et al：Clinical practice guidelines for rehabilitation nutrition in cerebrovascular disease, hip fracture, cancer, and acute illness：2020 update. *Clin Nutr ESPEN* **43**：90-103, 2021.

4 急性疾患（廃用症候群）

内容のポイント

▶ 廃用症候群の患者の大半に，低栄養を認める.

▶ 低栄養の原因は侵襲が最も多く，飢餓，悪液質を合併することも少なくない.

▶ リハを実施されている急性疾患患者に対して，強化型栄養療法を行うことが推奨される.

▶ るいそうより軽度肥満の患者で，ADLが改善しやすい可能性がある.

▶ 適正体重や過栄養でも，栄養障害やサルコペニアを認めることがある.

リハビリテーション栄養診療ガイドライン2020年版

【クリニカルクエスチョン】リハを実施している急性疾患患者に，強化型栄養療法を行うべきか？

【推奨】リハを実施している急性疾患患者に対して強化型栄養療法を行うことを提案する. ただし，自主的リハに加え強化型リハプログラムの併用が望ましい（弱い推奨/エビデンスの確実性：非常に低い）[1].

症例提示

72歳，女性. 既往歴：胆石，脂質異常症. 夫，子どもと3人暮らし. 発症前は歩行ベースでADL自立，常食経口摂取可能. 認知症なし. 身長157cm，体重62kg，BMI 25.2.

上腹部に強い腹痛を認めたため入院. 急性膵炎と診断された. 当初は禁食，水電解質輸液：ソリタ®T3号1,000ml（172kcal）＋ヴィーン®D 1,000ml（200kcal）＋ビタメジン®1V（ビタミンB$_1$・B$_6$・B$_{12}$）で加療された. しかし，重症急性膵炎，ショックとなり2日後ICUに入室，人工呼吸器管理，持続的血液濾過透析となった. 3週間後に人工呼吸器管理を離脱して，ICUを退室. 退室後も禁食，中心静脈栄養：ネオパレン®1号2,000ml（1,120kcal）で加療された. 2週間後にようやく安静度が歩行可となったが，全く歩けないためベッドサイドで40分のPT（ROM訓練，ADL訓練，座位訓練）を開始. 両下肢のMMTは2−から3−レベルであった.

1週間後，流動食が開始となり，3分粥食，5分粥食，全粥食と徐々に形のある食事形態となった. しかし，食思不振で3割程度しか経口摂取が進まず，水電解質輸液：ソリタ®T3号1,000ml（172kcal）を併用した. PT開始後も筋力やADLが改善せず，今後の食事と栄養

のことでリハ栄養チームに依頼があり，翌日リハ栄養チームで回診した．本人は足に力が全然入らないので歩けないと今後を心配していた．

リハビリテーション栄養アセスメント・診断推論

●ICF（表1）

表1　ICFによる評価

健康・病気	急性膵炎，廃用症候群，サルコペニア
機能障害	四肢筋力（障害），体重維持機能（障害・るいそう），全般的代謝機能（障害），水分・ミネラル・電解質バランスの機能（障害）
活動制限	歩行活動（制限），趣味（合唱）活動（制限）
参加制約	家庭復帰（制約），コンサートでの合唱（制約）
個人因子	72歳女性，外向的，ベートーヴェン交響曲第9番の合唱が一番の楽しみ
環境因子	夫，子供と3人暮らし，一軒家・2階建て，介護認定なし，身体障害者手帳なし

●フレイル

急性膵炎の発症前は，身体的フレイル，認知的フレイル，社会的フレイルに該当しない．

●栄養評価

MNA®-SF：3点，低栄養．

EAT-10：0点，摂食嚥下障害なし．

身体計測：身長157cm，体重51kg，BMI 20.7，体重減少率17.7%（入院後2カ月），AC 24.2cm，TSF 2.6cm，AMC 16.0cm，AMA 20.4cm²，%TSF 165%，%AMC 76.6%，%AMA 57.7%，CC 28.0cm，握力右15kg，左14kg．

検査値（表2）：窒素バランスは負，アルブミン，リンパ球数（448/mm³），ヘモグロビン，コリンエステラーゼ，総コレステロールの低下を認める．

エネルギー消費量：基礎エネルギー消費量：1,143kcal，全エネルギー消費量：活動係数1.2，ストレス係数1.1で1,509kcal．

エネルギー摂取量：全粥食1,600kcalだが3割程度の経口摂取で約480kcal，末梢静脈栄養で1日172kcal，合計652kcal．たんぱく質は約18g．

摂取量－消費量＝－857kcalと負の栄養バランス．

リハビリテーション栄養診断

①栄養障害

- 低栄養あり：GLIM基準で，現症は意図しない体重減少，筋肉量減少に該当．病因は食事摂取量減少/消化吸収能低下，炎症に該当．低栄養の原因は飢餓，侵襲．
- 栄養素の不足状態あり：三大栄養素，微量栄養素とも不足状態．原因は入院後の不適切な栄養管理．

表2　リハ栄養チーム回診時の検査値

項目	NST回診時	基準値
白血球数	$6.4×10^3/mm^3$	$3.3～9.0×10^3$
好中球	73%	40～75
リンパ球	7%	18～49
赤血球数	$265×10^4/mm^3$	$380～500×10^4$
ヘマトクリット	24%	34.8～45.0
ヘモグロビン	8.1g/dL	11.5～15.0
血小板数	$29×10^4/mm^3$	$14.0～34.0×10^4$
総蛋白	4.3g/dL	6.7～8.3
アルブミン	1.6g/dL	3.8～5.3
総ビリルビン	1.1mg/dL	0.2～1.1
直接ビリルビン	0.3mg/dL	0～0.5
アルカリフォスファターゼ	194IU/L	100～325
GOT（AST）	73IU/L	10～40
GPT（ALT）	67IU/L	5～45
γ-GTP	87IU/L	≦30
BUN	14.9mg/dL	8～23
クレアチニン	0.32mg/dL	0.47～0.79
尿酸	5.2mg/dL	≦7.0
総コレステロール	84mg/dL	120～219
中性脂肪	58mg/dL	50～150
空腹時血糖	128mg/dL	70～109
コリンエステラーゼ	87IU/L	250～500
アミラーゼ	174IU/L	55～175
Na	134mEq/L	137～147
K	4.9mEq/L	3.5～5.0
Cl	96mEq/L	98～108
Ca	7.6mg/dL	8.4～10.4
P	4.3mg/dL	2.5～4.5
Mg	2.5mg/dL	1.9～2.5
CRP	0.9mg/dL	≦0.5
尿中尿素窒素	5.0g/日	
窒素バランス	−4.1g/日	

②サルコペニア

・サルコペニアあり：AWGS2019基準で，筋肉量減少，筋力低下，身体機能低下に該当．原因は活動，栄養，疾患．

③栄養素摂取の過不足

・栄養素の摂取不足あり：エネルギーバランスが−857kcal．三大栄養素，微量栄養素とも摂取不足．原因は入院後の不適切な栄養管理．

リハビリテーション栄養ゴール設定

STG（2W）

リハ：車椅子ベースでADL一部自立.

栄養：窒素バランスを正にして，栄養素の摂取不足を解消する．体重維持.

LTG（2M）

リハ：歩行ベースでADL全自立．自宅退院.

栄養：体重3kg増加（54kg）.

リハビリテーション栄養介入

● リハビリテーションからみた栄養管理

栄養投与ルート：経口摂取と末梢静脈栄養.

推定エネルギー必要量：

エネルギー消費量（1,509kcal）＋エネルギー蓄積量（1カ月で2kgの栄養改善を目指すため491kcal）＝2,000kcal，たんぱく質は90gを目標とする.

経口摂取：食事はハーフ食（1,000kcal）に変更．クリミール®1日125ml（200kcal）を目標.

末梢静脈栄養：ビーフリード®1,000ml（420kcal）＋20％イントラリポス®200ml（400kcal）.

経口摂取で1日480kcalとすると，1日1,300kcalと基礎エネルギー消費量以下だが，Refeeding症候群に留意して最初はこの程度で徐々に増やしていく.

● 栄養からみたリハビリテーション（表3）

表3　リハビリテーションの種類，内容，時間

種類	目標	内容	時間
PT	機能維持	ROM訓練，ADL訓練，座位・立位訓練など	40分

経過とリハビリテーション栄養モニタリング

経過を**表4**に示す．14日後に窒素バランスが正になったため，機能改善を目標に訓練室で1日120分のPT（レジスタンストレーニング，歩行訓練を追加）に変更した．その後も徐々に経口摂取量が増加して，28日後には常食を7割程度経口可能となり，体重は1kg増加した．しかし，歩行は平行棒内歩行レベルであった.

62日後，体重はさらに2kg増加して54kgとなり，歩行ベースでADLがほぼ自立（入浴，階段のみ見守り）となったため，自宅退院した．両下肢のMMT4-レベルに改善した．本人は寝たきりにならなくてよかったと安心した.

リハ栄養モニタリングでは，STG，LTGとも達成した．リハ栄養診断では，低栄養と栄養素の摂取不足は改善した．サルコペニアは残存したが改善傾向であった．身体的フレイルは残存したが，改善傾向でありADLは自立した．攻めの栄養管理による高血糖，脂質異常症，

表4　リハ栄養チーム介入後の経過

経過	リハ栄養ケアプラン	エネルギー摂取量
7日後	ハーフ食5割（500kcal）．クリミール®1日125ml（200kcal）． 末梢静脈栄養はビーフリード®1,000ml（420kcal）＋20%イントラリポス®200ml（400kcal）．	経口700kcal，静脈栄養820kcal，計1,520kcal． たんぱく質は経口34g，静脈栄養30g，計64g．
14日後	ハーフ食7割（700kcal）．クリミール®1日250ml（400kcal）． 末梢静脈栄養はビーフリード®1,000ml（420kcal）＋20%イントラリポス®200ml（400kcal）．	経口1,100kcal．静脈栄養820kcal，計1,920kcal． たんぱく質は経口54g，静脈栄養30g，計84g．
28日後	常食7割（1,260kcal）．クリミール®1日375ml（600kcal）．リハたいむゼリー®1日120g（100kcal） 末梢静脈栄養は中止．	経口1,960kcal．たんぱく質90g．
62日後	常食10割（1,800kcal）．リハたいむゼリー®1日120g（100kcal）で自宅退院．	経口1,900kcal．たんぱく質90g．

脂肪肝，腎障害，電解質異常は認めなかった．

　退院後も順調に経口摂取が進み，1カ月後にADLがすべて自立し，2カ月後には屋外歩行も自立した．この症例ではるいそうを認めなかったため，検査値も含めて栄養状態を評価しなければ単なる廃用症候群と解釈しがちである．しかし，栄養改善と同時にリハを行わなければ，効果が出ないどころか逆効果であった可能性がある．

　安静臥床の期間が長い場合，廃用症候群の程度が重いだけでなく，疾患が重度で侵襲が大きいため栄養状態も悪いことが多い．一方，サルコペニアが軽度で廃用症候群になる前の栄養状態が良好であれば，栄養障害も比較的軽度である．廃用症候群の大半の患者に低栄養を認めるため，必ずリハ栄養ケアプロセスを行う．

文献

1）Nishioka S et al：Clinical practice guidelines for rehabilitation nutrition in cerebrovascular disease, hip fracture, cancer, and acute illness：2020 update. *Clin Nutr ESPEN* **43**：90-103, 2021.

Ⓒⓛⓘⓝⓤⓜⓝ Refeeding症候群

　Refeeding症候群とは，慢性的な飢餓状態の患者が大量の糖質を摂取した際に発生する症候群で，適切に治療しないと致死的となる．糖質の大量摂取でインスリン分泌が促進され，カリウムやマグネシウムが細胞内に取り込まれることで，低カリウム血症，低マグネシウム血症となる．ATPの産生でリンが消費されるため，低リン血症となる．その結果，不整脈や呼吸機能低下などを認める．

　予防にはRefeeding症候群の存在を知ることが重要である．Refeeding症候群を知っていれば，栄養不良患者の初期エネルギー投与量を少なめに設定できる．栄養状態が悪いほど，すぐに栄養改善を目指したくなるが，Refeeding症候群の予防を優先する．脂肪乳剤でリン脂質を投与することも有用である．患者の急変，急死の原因がRefeeding症候群と診断された場合，業務上過失致死と判断される可能性があるかもしれない．

5　がん

内容のポイント　PO!NT

▸ 食欲低下などによる経口摂取量低下と悪液質のため，低栄養のことが多い．

▸ 末期で喘鳴や浮腫を認める場合には，1日500 m*l*以下の静脈栄養で十分なこともある．

▸ リハ栄養診療ガイドライン2020年版では，抗がん治療とリハを行っている成人がん患者に対して，強化型栄養療法を行うことが推奨される．

▸ 臨床現場では，低栄養，サルコペニア，悪液質を認めるがん患者には，リハ栄養を行う．

▸ がん悪液質に対しては，運動による抗炎症作用が有用な可能性がある．

リハビリテーション栄養診療ガイドライン2020年版

【クリニカルクエスチョン】リハを実施している不応性悪液質を除く成人がん患者に，強化型栄養療法を行うべきか？

【推奨】リハを実施している抗がん治療中（または抗がん治療後）の成人がん患者に対して，強化型栄養療法を行うことを提案する（弱い推奨／エビデンスの確実性：中）．リハと強化型栄養療法の複合介入の有益性と害が不明確であるため，がんのタイプによって適応を決めることが望ましい．エビデンスがないため，リハを実施している抗がん治療中（または抗がん治療後）で低栄養，悪液質，ADL制限のある患者に対する強化型栄養療法の推奨を行うことはできない[1]．

症例提示

　73歳，男性．既往歴なし．妻と2人暮らし．発症前は歩行ベースでADL自立，常食経口摂取可能．認知症なし．身長169 cm，健常時体重55 kg，BMI 19.3．

　2カ月前から咳と痰が出るようになった．食欲もなく2カ月で10 kg体重が減少した（45 kg）．近医で肺がんの疑いと診断され，精査加療目的にて受診して入院．扁平上皮がんの診断で1週間後に左上葉切除術を受けた．リンパ節以外への転移は認めなかった．手術の2日後から全粥食開始となったが1～2割程度しか経口摂取できなかった．クリミール®が追加されたが，1日1本（125 m*l*，200 kcal）飲むのがやっとであった．

　食事の摂取量が増えないので，今後の食事と栄養のことでリハ栄養チームに依頼があり，

翌日リハ栄養チームで回診した．PTは手術の2日後から訓練室で40分（呼吸リハ，ADL訓練，歩行訓練）行っていた．本人は頑張ってもこれ以上は食べられないと感じていた．

リハビリテーション栄養アセスメント・診断推論

●ICF（表1）

表1　ICFによる評価

健康・病気	肺がん，サルコペニア
機能障害	四肢筋力（障害），呼吸機能（障害），体重維持機能（障害・るいそう），全般的代謝機能（障害）
活動制限	歩行活動（制限），趣味（美術鑑賞）活動（制限）
参加制約	家庭復帰（制約），美術館への参加（制約）
個人因子	73歳男性，内向的，印象派の絵画を見ることが一番の楽しみ
環境因子	妻と2人暮らし，マンション7階・エレベーターあり，介護認定なし，身体障害者手帳なし

●フレイル

肺がんの発症前は，身体的フレイル，認知的フレイル，社会的フレイルに該当しない．

●栄養評価

MNA®-SF：0点，低栄養．

EAT-10：2点，摂食嚥下障害なし，老嚥あり．

身体計測：身長169cm，体重40kg，BMI 14.0，体重減少率11.1%（入院後），AC 17.2cm，TSF 0.2cm，AMC 16.6cm，AMA 21.9cm^2，%TSF 19.9%，%AMC 71.5%，%AMA 50.4%，CC 25.0cm，握力右19kg，左18kg．

検査値（表2）：窒素バランスは負，他の検査値は軽度の低下を認める．

基礎エネルギー消費量：1,036kcal，全エネルギー消費量：活動係数1.3，ストレス係数1.2で1,616kcal．

エネルギー摂取量：全粥食1,600kcal，塩分8gだが1～2割程度の経口摂取で約240kcal．クリミール® 200kcal．合計440kcal．たんぱく質は約18g．

摂取量－消費量＝－1,176kcalと負の栄養バランス．

リハビリテーション栄養診断

①栄養障害

・低栄養あり：GLIM基準で，現症は意図しない体重減少，低BMI，筋肉量減少に該当．病因は食事摂取量減少/消化吸収能低下，炎症に該当．低栄養の原因は飢餓，侵襲，悪液質．

・栄養素の不足状態あり：三大栄養素，微量栄養素とも不足状態．原因は入院前の食事摂取量減少と入院後の不適切な栄養管理．

表2　リハ栄養チーム回診時の検査値

項目	NST回診時	基準値
白血球数	$7.9×10^3/mm^3$	$3.3〜9.0×10^3$
好中球	76%	40〜75
リンパ球	15%	18〜49
赤血球数	$363×10^4/mm^3$	$380〜500×10^4$
ヘマトクリット	34.3%	34.8〜45.0
ヘモグロビン	11.7g/dL	11.5〜15.0
血小板数	$37×10^4/mm^3$	$14.0〜34.0×10^4$
総蛋白	6.7g/dL	6.7〜8.3
アルブミン	3.6g/dL	3.8〜5.3
総ビリルビン	0.5mg/dL	0.2〜1.1
直接ビリルビン	0.0mg/dL	0〜0.5
アルカリフォスファターゼ	573IU/L	100〜325
GOT（AST）	20IU/L	10〜40
GPT（ALT）	17IU/L	5〜45
γ-GTP	67IU/L	≦30
BUN	9.3mg/dL	8〜23
クレアチニン	0.45mg/dL	0.47〜0.79
尿酸	5.3mg/dL	≦7.0
総コレステロール	154mg/dL	120〜219
中性脂肪	128mg/dL	50〜150
空腹時血糖	106mg/dL	70〜109
コリンエステラーゼ	231IU/L	250〜500
アミラーゼ	153IU/L	55〜175
Na	143mEq/L	137〜147
K	4.4mEq/L	3.5〜5.0
Cl	105mEq/L	98〜108
Ca	9.9mg/dL	8.4〜10.4
P	3.6mg/dL	2.5〜4.5
Mg	2.4mg/dL	1.9〜2.5
CRP	1.2mg/dL	≦0.5
尿中尿素窒素	5.7g/日	
窒素バランス	−4.1g/日	

②サルコペニア

・サルコペニアあり：AWGS2019基準で，筋肉量減少，筋力低下，身体機能低下に該当．原因は活動，栄養，疾患．

③栄養素摂取の過不足

・栄養素の摂取不足あり：エネルギーバランスが−1,176kcal．三大栄養素，微量栄養素とも摂取不足．原因は入院前の食事摂取量減少と入院後の不適切な栄養管理．

リハビリテーション栄養ゴール設定

STG（2W）

リハ：歩行ベースでADL一部自立.

栄養：経鼻経管栄養開始. 経口摂取量の変化と胃瘻造設の見極め. 窒素バランスを正にして，栄養素の摂取不足を解消する. 体重維持.

LTG（1M）

リハ：歩行ベースでADL全自立. 自宅退院.

栄養：胃瘻造設. 経口摂取と経管栄養の併用. 体重維持.

リハビリテーション栄養介入

●リハビリテーションからみた栄養管理

栄養投与ルート：経口摂取と経管栄養. 経口摂取だけでは餓死のリスクが高いため，経管栄養を併用する.

推定エネルギー必要量：

エネルギー消費量（1,616kcal）＋エネルギー蓄積量（月1kg体重増加を目指すため284kcal）＝1,900kcal.

経口摂取：食事はハーフ食（1,000kcal）に変更. 本人の好みの食事内容とする.

経管栄養：経鼻経管栄養. エンシュア・H® 1日2缶（750kcal）から開始. その後は経口摂取量をみながら徐々に増加（3〜5缶，1,125〜1,875kcal）した.

●栄養からみたリハビリテーション（表3）

表3　リハビリテーションの種類，内容，時間

種類	目標	内容	時間
PT	機能維持	呼吸リハ，ADL訓練，歩行訓練など	40分

経過とリハビリテーション栄養モニタリング

経過を表4に示す. 経口摂取量は増えず，12日後に胃瘻を造設した. 25日後に経口摂取と胃瘻からの経管栄養の併用で自宅退院となった. 退院時体重は40kgであった. 本人は食べる苦しみから解放されてよかったとほっとしていた.

リハ栄養モニタリングでは，STG，LTGとも達成した. リハ栄養診断では，低栄養とサルコペニアは残存して横ばいであった. 栄養素の摂取不足は改善した. 身体的フレイルは残存したが，改善傾向でありADLは自立した.

自宅退院後3カ月の時点では合併症はなく，経口摂取は好きなものだけ楽しみの範囲でしていた. 経管栄養は退院時と同じエンシュア・H® 1日5缶で継続して，体重は41kgと微増した. 退院時より体力が改善して，本人の趣味である美術館に出かけられるようになり，QOLが向上した.

表4　リハ栄養チーム介入後の経過

経過	リハ栄養ケアプラン	エネルギー摂取量
1日後	ハーフ食3割（300kcal）. 経鼻経管栄養はエンシュア・H® 1日2缶（750kcal）.	経口300kcal, 経腸栄養750kcal, 計1,050kcal.
4日後	ハーフ食3割（300kcal）. 経鼻経管栄養はエンシュア・H® 3缶（1,125kcal）.	経口300kcal, 経腸栄養1,125kcal, 計1,425kcal.
7日後	ハーフ食2割（200kcal）. 経鼻経管栄養はエンシュア・H® 4缶（1,500kcal）.	経口200kcal, 経腸栄養1,500kcal, 計1,700kcal.
12日後	胃瘻造設.	
25日後	ハーフ食2割（200kcal）. 経腸栄養はエンシュア・H® 5缶（1,875kcal）で自宅退院.	経口200kcal, 経腸栄養1,875kcal, 計2,075kcal.

　「リハビリテーション栄養診療ガイドライン2020年版」では，2018年版と異なり，抗がん治療とリハを行っている成人がん患者に対して，強化型栄養療法を行うことが推奨されるようになった．これはリハと強化型栄養療法を組み合わせたプログラムの有用性を示すエビデンスが増えたためである．一方，低栄養，悪液質，ADL制限のあるがん患者に対する強化型栄養療法は，推奨なしである．しかし，リハ栄養を行わないことを推奨しているのではなく，あくまで推奨なしである．臨床現場では，低栄養，悪液質，ADL制限のあるがん患者には，エビデンスが乏しくてもリハ栄養を行うべきである．

文献

1) Nishioka S et al：Clinical practice guidelines for rehabilitation nutrition in cerebrovascular disease, hip fracture, cancer, and acute illness：2020 update. *Clin Nutr ESPEN* **43**：90-103, 2021.

脳性麻痺とリハビリテーション栄養

　脳性麻痺の患者では，不随意運動や痙性を認めることが多い．これらの存在は1日中運動していることとほぼ同様であり，エネルギー消費量が増加する．脳性麻痺に限らず，不随意運動がなく痙性が低い場合と不随意運動を認め痙性が高い場合では，同じ寝たきりでも体重維持に必要なエネルギー量が大きく異なる．特にアテトーゼ型の脳性麻痺では，エネルギー消費量と必要量が多くなる．

　一方，痙性の強い脳性麻痺患者にバクロフェン髄注療法を行うと，体重が増加しやすくなる．これは痙性が低くなり，エネルギー消費量が減少するためである．また，体重だけでなく，身長の伸びが改善したという報告もある[1]．この場合，強い痙性のために栄養障害で発育が阻害されていたといえる．小児では発育のためのエネルギー蓄積量も必要なため，エネルギー必要量が多くなる．適切な痙性コントロールは，小児の適切な発育にも有用な可能性がある．

1) Bottanelli M et al：Weight and height gain after intrathecal baclofen pump implantation in children with spastic tetraparesis. *Dev Med Child Neurol* **46**：788-789, 2004.

推奨サイト

> **日本リハビリテーション栄養学会：**
> https://sites.google.com/site/jsrhnt/home
> リハ栄養を多職種で，考え，学び，実践していくことを目的に，2011年に設立され，2017年に学会化した学会ホームページ．学術集会，研修会の開催，入会方法，リハビリテーション栄養診療ガイドライン，リハ栄養指導士制度などが掲載されている．

> **キーワードでわかる臨床栄養：**
> http://www.nutri.co.jp/nutrition/keywords/index.html
> 書籍「キーワードでわかる臨床栄養令和版」のWEB版．臨床栄養の辞書としての使用が可能であり，内容も充実している．第10章の10-17にリハビリテーションと栄養の項目がある．

> **国立健康・栄養研究所：** https://www.nibiohn.go.jp/eiken/
> 「日本人の食事摂取基準」や「健康づくりのための身体活動基準2013」など，健康や栄養についての有益な情報が多数掲載されている．

> **日本臨床栄養代謝学会：** http://www.jspen.or.jp/
> NST専門療法士や臨床栄養代謝専門療法士を認定している学会のホームページ．

> **ヨーロッパ臨床栄養代謝学会：** http://www.espen.org/

> **アメリカ静脈経腸栄養学会：** http://www.nutritioncare.org/
> ヨーロッパとアメリカの静脈経腸栄養学会のホームページ．Eラーニングサイトもあり，英語と臨床栄養を同時に学習できる．

> **日本摂食嚥下リハビリテーション学会：** http://www.jsdr.or.jp/
> 日本摂食嚥下リハビリテーション学会認定士を認定している学会のホームページ．

> **日本サルコペニア・フレイル学会：** http://jssf.umin.jp/
> サルコペニア・フレイル指導士を認定している学会のホームページ．

> **EBMと生涯学習の広場 The SPELL：** http://spell.umin.jp/
> EBCPの解説や勉強会の紹介を行っている．EBCPの基本はこのサイトで十分学習できる．ただし，独学では限界があるので，勉強会にも参加してもらいたい．

> **ICRweb-ICR臨床研究入門：** https://www.icrweb.jp/icr_index.php

> **臨床試験のためのeTraining center：** https://etrain.jmacct.med.or.jp/
> 臨床研究の初級から中級レベルの学習が可能なホームページ．

- **PubMed**：http://www.ncbi.nlm.nih.gov/pubmed
- **Google Scholar**：http://scholar.google.co.jp/

EBRNや臨床研究で文献を検索する際には，これらのホームページで行う．キーワードを登録しておくと，キーワードを含む最新の論文タイトルなどをメールで送付してくれるアラート機能が有用である．

- **NHK語学講座アプリ「NHKゴガク」**：https://www2.nhk.or.jp/gogaku/app/

私はこのアプリをダウンロードして，通勤時などの移動時に実践ビジネス英語を聞いている．私の英語学習は，実践ビジネス英語を聞き続けていることである．

推奨図書

- **日本リハビリテーション栄養学会誌（リハビリテーション栄養）**

第1巻第1号：リハビリテーション栄養2.0―リハ栄養の新たな定義とリハ栄養ケアプロセス，医歯薬出版，2017.

第2巻第1号：サルコペニアの摂食嚥下障害Update，医歯薬出版，2018.

第2巻第2号：セッティング別のリハビリテーション栄養，医歯薬出版，2018.

第3巻第1号：リハビリテーション栄養臨床研究のすすめ，医歯薬出版，2019.

第3巻第2号：脳卒中のリハビリテーション栄養，医歯薬出版，2019.

第4巻第1号：認知症のリハビリテーション栄養Update，医歯薬出版，2020.

第4巻第2号：悪液質―内部障害のリハビリテーション栄養，医歯薬出版，2020.

第5巻第1号：リハビリテーション栄養の医療チームビルディング，医歯薬出版，2021.

学会誌兼書籍という形になっていて，特集が極めて充実している．日本リハ栄養学会に入会すれば送付されるので，ぜひ多くの方に入会して毎号読んでほしい．

- **日本リハビリテーション栄養学会，若林秀隆：リハビリテーション栄養ポケットマニュアル，医歯薬出版，2018.**

リハ栄養に関する体系的な書籍である．本書の次は，この書籍でリハ栄養の学びを深めてほしい．

- **聖隷嚥下チーム：嚥下障害ポケットマニュアル 第4版，医歯薬出版，2018.**

- **小山珠美：口から食べる幸せをサポートする包括的スキル―KTバランスチャートの活用と支援（第2版），医学書院，2017.**

摂食嚥下障害の本は数多く出版されているが，この2冊が摂食嚥下リハの実践に最もおすすめである．

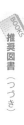

> 松原茂樹・他：臨床研究と論文作成のコツ―読む・研究する・書く，東京医学社，2011.

> 松原茂樹：論文作成ABC：うまいケースレポート作成のコツ，東京医学社，2014.

> 前田圭介，室谷健太：臨床研究アウトプット術，中外医学社，2020.
臨床研究と論文執筆について学びの多い書籍であり，論文執筆の初学者は必読である.

> 上田惇生（翻訳），P．F．ドラッカー：プロフェッショナルの条件―いかに成果をあげ，成長するか（はじめて読むドラッカー：自己実現編），ダイヤモンド社，2000.
ドラッカーを知らないことは，人生の大きな損失である.「何によって憶えられたいか」と質問されて，すぐに答えられるPT・OT・STであってほしい.

> 栢下 淳・若林秀隆：リハビリテーションに役立つ栄養学の基礎 第2版，医歯薬出版，2018.
PT・OT・STの学生向けに作成した栄養学の教科書である. 栄養学の卒前教育が不十分であったPT・OT・STは，この書籍で栄養学の基礎を学習してもらいたい.

> 若林秀隆，中道真理子，中村直人：機能・活動・参加とQOLを高めるリハビリテーション薬剤，じほう，2019.
リハ薬剤に関する初めての書籍であり，PT・OT・STがリハ薬剤を学ぶのにも有用である.

> 若林秀隆，西岡心大：めざせ！リハビリテーション栄養のNST48 CASE No.1〜24 CAREガイドラインに基づく症例報告，医歯薬出版，2017.

> 若林秀隆，小蔵要司：めざせ！リハビリテーション栄養のNST48 CASE No.25〜48 CAREガイドラインに基づく症例報告，医歯薬出版，2019.
症例報告の質改善のための「CARE（CAse REport）」ガイドラインに基づいて管理栄養士が執筆した症例報告集. 症例報告執筆や，リハ栄養指導士受験時の症例レポートを作成するときに参考にしてほしい.

> 若林秀隆，前田圭介，西岡心大：「攻めの栄養療法」実践マニュアル―うまくいく栄養改善と生活機能改善，中外医学社，2019.
栄養改善を目指した攻めの栄養管理に特化した書籍である. 執筆者は管理栄養士のみであり，PT・OT・STが管理栄養士の考え方を知るのにも有用である.

> 吉村芳弘：熊リハ発！エビデンスがわかる！つくれる！超実践リハ栄養ケースファイル，金芳堂，2019.
リハ栄養と臨床研究の両方を同時に学習できるわかりやすい書籍である. 吉村先生の本音も知ることができる.

【著者略歴】

若林秀隆

1995年	横浜市立大学医学部卒業
1995年	日本赤十字社医療センター内科研修医
1997年	横浜市立大学医学部附属病院リハビリテーション科
1998年	横浜市総合リハビリテーションセンターリハビリテーション科
2000年	横浜市立脳血管医療センターリハビリテーション科
2003年	済生会横浜市南部病院リハビリテーション科医長
2008年	横浜市立大学附属市民総合医療センターリハビリテーション科助教
2016年	東京慈恵会医科大学大学院医学研究科臨床疫学研究部修了
2017年	横浜市立大学附属市民総合医療センターリハビリテーション科講師
2019年	同准教授
2020年	東京女子医科大学病院リハビリテーション科教授
2021年	東京女子医科大学大学院医学研究科リハビリテーション科学分野教授・基幹分野長
	現在に至る

E-mail：noventurenoglory@gmail.com

PT・OT・STのためのリハビリテーション栄養　第3版
基礎からリハ栄養ケアプロセスまで　　ISBN978-4-263-26631-1

2010年 1 月10日	第1版第1刷発行	
2014年 1 月10日	第1版第5刷発行	
2015年 4 月20日	第2版第1刷発行	
2020年 1 月10日	第2版第5刷発行	
2020年11月10日	第3版第1刷発行	
2021年 7 月20日	第3版第2刷発行	

著　者　若　林　秀　隆
発行者　白　石　泰　夫
発行所　**医歯薬出版株式会社**

〒113-8612　東京都文京区本駒込1-7-10
TEL.（03）5395-7628（編集）・7616（販売）
FAX.（03）5395-7609（編集）・8563（販売）
https://www.ishiyaku.co.jp/
郵便振替番号 00190-5-13816

乱丁，落丁の際はお取り替えいたします．　　　　　印刷・真興社／製本・明光社
© Ishiyaku Publishers, Inc., 2010, 2020.　Printed in Japan